Abnehmen mit Lassi !

Eine leckere asiatische Erfrischung

Danke für den Kauf über Amazon.

ISBN: 9781717776242
Imprint: Independently published

Hinweis:

Bitte beachten Sie, dass das Lesen der angebotenen Informationen Einfluss auf Sie und Ihre Familie/Freunde haben kann. Autor und Verlag schließen hierfür jede Haftung aus. Dieses Buch enthält nur einzelne Bilder, wegen der Druckkosten. Dafür ist beim Erwerb der Taschenbuch-Version, die Ebook –Version mit mehreren Beispiels-Bildern kostenlos erhältlich. **„Kindle MatchBook"** ist ein Amazon Angebot, hier bekommt jeder der ein Taschenbuch kauft, **automatisch auch die eBook-Version dazu.**

Sie sind ein eigenständiger Mensch und für Ihr Tun und Handeln selbst verantwortlich. Die hier erwähnten gesundheitlichen Eigenschaften gelten natürlich für frische Zutaten. Dieses Buch bietet eine Rezeptesammlung, viele Tipps und Informationen und soll ein Ausgangspunkt für viele weitere Ideen sein.

Dieser Ratgeber darf nicht – auch nicht auszugsweise – ohne schriftliche Zustimmung der Autorin kopiert, übersetzt, reproduziert oder zu anderen ähnlichen Handlungen benützt werden.

Haftungsausschluss: Die Inhalte dieses Ratgebers wurden sorgfältig recherchiert, dennoch haftet die Autorin nicht für Irrtümer, mit denen das vorliegende ebook erstellt wurde.

Lektorat: Kerstin Barthels-

http://www.diktatservice24.one/

Covergestaltung: germancreative

Titelbild-Urheber:

https://de.depositphotos.com/90499914/stock-photo-healthy-diet-woman-drinking-green.html -© puhhha

https://de.depositphotos.com/77884062/stock-photo-strawberry-and-mango-lassi.html - © yingko

https://de.depositphotos.com/53020563/stock-photo-cucumber-lassi-with-dill.html - © HeikeRau

Mein besonderes Dankeschön!

Geht an meinen Mann und an meine drei wundervollen Kinder für ihre Liebe und Unterstützung. Ohne sie würde es dieses und den Rest meiner zahlreichen Projekte nie geben.

Ein herzliches Dankeschön möchte ich auch Ihnen, liebe LeserInnen, hier schreiben, wünsche Ihnen viel Erfolg, interessante Inspirationen und gutes Gelingen mit den indischen Lassi-Rezepten – wohlschmeckend, gesund und ganz einfach herzustellen.

Abnehmen mit Lassi-Getränken ist eine einfache und gesunde Möglichkeit einige Kilos zu verlieren. Doch das Ersetzen einer Mahlzeit mit Lassi reicht sicher nicht aus, dauerhaft abzunehmen. Ob Sie dauerhaft Erfolg haben werden, hängt nur von Ihnen ab.

Der wichtigste Teil für einen Erfolg spielt sich hier in Ihrem Kopf ab. Zudem ist es ein Zusammenspiel verschiedener Faktoren. Vergessen Sie nicht, genügend Bewegung in der Natur und Sport zu betreiben, selbst frisch Kochen, viel Wasser zu trinken, auf Alkohol zu verzichten und den Fokus auf Ihr Ziel zu richten.

Nur Sie bestimmen über Ihr Tun und Handeln. Aus meiner Erfahrung weiß ich, es ist nicht so einfach wie manche Diät-Bücher beschreiben, überhaupt bei einer großen Familie. Doch es ist machbar; auf dem Weg zu Ihrem Ziel, werden Sie auf den einen oder anderen Stolperstein treffen.

Gerade in solchen Situationen ist es wichtig, sich zu fragen: „Was will ich wirklich, was ist mir wichtig?" Versuchen Sie, die hier beschriebenen Tipps mindestens zwei Wochen täglich einzuhalten, Sie werden begeistert über die Resultate sein.

Freundliche Grüße

Barbara Costa

Inhaltsverzeichnis:

Vorwort

Wenn auch Sie ab und zu auf der Suche nach "neuen" Getränken sind, dann sind die Lassi-Rezepte in diesem Buch ideal für Sie. Lassis bringen Schwung und Abwechslung in die Küche.

"Lassi" ist ein Begriff, den man mittlerweile auch oft auf Speisekarten in Restaurants liest. Auch in Supermärkten findet man das Getränk. Es ist zurzeit sehr angesagt. Aber was ist eigentlich ein Lassi? Woher kommt es und gibt es dieses Getränk schon lange, oder ist es tatsächlich nur eine vorübergehende Modeerscheinung?

Lassi Rezepte haben in Indien eine lange Tradition und Geschichte. Schon in alten vedischen Texten wurden Joghurtgetränke erwähnt. Das Joghurt-Milch-Getränk, das aus Indien stammt, war bereits im alten Indien als Opfergabe an die Götter bekannt. Um diese gnädig zu stimmen, wurden nur als besonders wertvoll geltende Lebensmittel an die Götter überreicht. So bekamen auch wichtige Besucher oft Lassi vorgesetzt, wenn Tee als zu minderwertig galt.

Zuerst dienten Lassi nur der Gesundheit.

Erst die reichen und adligen Familien entwickelten das süße Lassi, um neben der gesundheitlichen Wirkung auch einen guten Geschmack genießen zu können. Damals genauso wie heute, wird Lassi sehr gerne zu Mahlzeiten oder als Willkommensgetränk(Geschenk) gereicht.

Das indische Lassi ist sehr erfrischend und sorgt für eine starke Darmflora. In deutschen Supermärkten werden Sie jedoch würzige oder salzige Lassis eher sehr selten im Regal finden – somit ein guter Grund, das eigene Lieblings-Lassi zu Hause selbst zuzubereiten.

Probieren Sie Ihr Lassi zu fettigen oder scharfen Speisen, denn da soll das Lassi die Schärfe etwas nehmen und die Verdauung fördern.

Am Ende einer Mahlzeit ein selbstgemachtes Lassi zu trinken, beruhigt den Magen, wirkt sich positiv auf die Darmflora aus, verbessert die Verdauungsfunktion und stabilisiert die eigenen Körperkräfte.

Mein Tipp: Genießen Sie Ihr selbstgemachtes Lassi nicht zu kalt. Ersetzen Sie täglich immer eine Mahlzeit mit einem Lassi-Getränk. Die Auswahl ist wirklich vielfältig, damit man morgens, mittags oder auch mal abends eine Mahlzeit damit ersetzen kann.

Gesund auf Dauer Abzunehmen, muss keine Qual sein.

Es schmeckt lecker und es sättigt. Beachten Sie aber auch die Zwischenmahlzeiten, ersetzen Sie diese mit Obst und Gemüse. Oft meldet der Magen Hunger, dieses Gefühl kann man sofort mit einem Glas Wasser stillen. Zudem essen Sie einen Apfel oder ein Lieblingsobst, das Sie mit neuer Energie versorgt. Hände weg von jeglichen industriell produzierten Snacks, dann eher einen selbst gemachten Körnerriegel.

Alle wichtigen Informationen, Rezepte und Wissenswertes über Lassis finden Sie nun hier zusammengefasst in diesem Buch.

Ich wünsche Ihnen eine wundervolle gesunde Zeit und viele inspirierende Rezept-Ideen und eine stressfreie Diätzeit.

Einleitung:

Was ist Lassi und woher kommt es?

Wie erwähnt ist Lassi ein traditionelles indisches Joghurtgetränk, das auf dem gesamten Subkontinent bekannt und beliebt ist. Seinen Weg in den Westen fand dieses erfrischende Getränk in den 60er Jahren, als viele Menschen nach Indien reisten und einen Teil dieser reichen Kultur mit zurückbrachten. Lassi ist dabei nur eines der vielen Dinge. Mango Lassi ist bei uns das wohl bestbekannte Lassi Getränk. Ich sage das deswegen, weil es viele verschiedene Lassi Getränke gibt. Nicht nur verschieden im Geschmack, Lassi wird auch für verschiedene, mitunter religiöse Anlässe verwendet. Und auch in diesem Zusammenhang sind die Lassis von Region zu Region verschieden.

Wird Lassi in einem religiösen Zusammenhang serviert, dann dient es in erster Linie dazu, Körper und Geist auf eine natürliche Weise auszubalancieren. Abgesehen davon ist Lassi ein Teil der indischen Ernährung und wird überwiegend als Erfrischungsgetränk bei heißem Wetter serviert.

Lassi besteht aus klassischem Joghurt, Wasser und Gewürzen; mit einer süßen Version, die auch Früchte und Zucker miteinbezieht. Bhang Lassi ist eine Version, die mit Cannabis hergestellt wird.

Lassi ist nicht nur ausgezeichnet als ein Erfrischungsgetränk, sondern gibt dem Körper auch einen Energieschub und restauriert die Darmflora. Damit ist Lassi ausgezeichnet für die Verdauung und einen gesunden Verdauungstrakt. Dank all seiner Vorzüge hat sich Lassi weltweit zu einem beliebten Getränk entwickelt. Mit der Eröffnung von asiatischen Restaurants hat sich Lassi schnell einen Namen gemacht und ist in diesen Outlets leicht erhältlich. Persönlich erinnere ich mich an Zeiten, wo Lassi nur in Yogazentren und ähnlichen Niederlassungen erhältlich war und hier wie ein offenes Geheimnis behandelt wurde. Lassis sind leicht herzustellen und finden Gefallen bei der ganzen Familie, Freunden und Bekannten.

Joghurtgetränke sind auf der ganzen Welt bekannt und beliebt. Zum Beispiel, in der Türkei ist Lassi als Ayran, das türkische Nationalgetränk, bekannt. Eine andere ähnliche Version zu Lassi ist Kumiss, das aus der fermentierten Stutenmilch hergestellt wird.

Diese Art ist besonders bei den Menschen in der zentralasiatischen Steppe bekannt. Es wird gesagt, dass es kein Land gibt, das nicht seine eigene Version von Lassi besitzt. Das indische Lassi ist eine dicke, cremige und köstliche Zubereitung, mit einem süßen oder würzigen Geschmack.

Lassi ist in der Tat so beliebt, dass sich in manchen Ländern Lassi Bars niedergelassen haben. Serviert wird dieses Getränk gewöhnlich in hohen Gläsern oft mit Rosensirup, Rosenblättern, reifen Mangos, Ananas oder mit Trockenfrüchten garniert.

Soweit habe ich nur von der Köstlichkeit von Lassi Getränken gesprochen. **Warum aber sind Lassis so gesund und helfen Ihnen beim Abnehmen?**

Das Wort Lassi selbst wurde von dem Wort Quark abgeleitet. Quark ist voll von Kalzium, Vitamin A, B, D und Riboflavin Kohlehydraten und Proteinen. Dazu kommt auch noch der für die Darmflora so wichtige Lactobacillus. Besonders nach der Einnahme von Antibiotika, die sowohl die guten als auch die schlechten Bakterien abtöten, ist es wichtig, die guten wieder herzustellen. Nichts eignet sich dazu so gut wie der Lactobacillus.

Da Lassi unter anderem mit Wasser zubereitet wird, ist es leichter zu verdauen als Quark alleine und bekommt dadurch eine Verdauungsfördernde Qualität.

Eine andere Eigenschaft von Lassi ist, dass es Sie auch an heißen Tagen kühl hält.

Tipp zum Abnehmen:

Wie schon oben erwähnt, Lassi wird in hohen Gläsern serviert. Nicht nur ist Lassi an sich magenfüllend, trinken Sie ein Glas Lassi zu Mittag, wird es Ihnen nicht schwerfallen, auf das Mittagessen zu verzichten, oder nach einem Salat noch als „Nachtisch" zu trinken. Allerdings, wollen Sie mit Lassi abnehmen, dann empfiehlt es sich, auf das süße Lassi zu verzichten. Laut Ayurveda Ernährung wird empfohlen, keine Früchte mit Milch zu konsumieren. Stattdessen können Sie Ihr Lassi mit Nüssen, für einen interessanten Geschmack, garnieren. Auf diese Weise bleiben Sie gestärkt und halten gleichzeitig Ihr Gewicht unter Kontrolle.

Weitere gesundheitliche Vorteil von Lassi

Prinzipiell hat Lassi die gleichen gesundheitlichen Vorteile wie auch Joghurt.

Es verringert den Säuregehalt im Magen, verbessert die Immunität und hält Ihre inneren Organe kühl während der heißen Witterung.

Lassi ist besonders gut für jene Menschen mit einer Laktoseintoleranz. Der Grund dafür ist, dass durch die bakterielle Wirkung, Laktose, in Galaktose und Glukose umgewandelt wird. Und wie schon einige Male erwähnt, Lassi ist reich an einem der guten Bakterien, den Lactobacillus, den jeder Mensch im Darm haben muss.

Lassi, aus traditionellem Quark zubereitet, ist probiotisch. Das heißt, es ist voller freundlichen Bakterien, die helfen Cholesterin zu reduzieren, den Stoffwechsel zu verbessern und dem Darm dabei zu helfen, Nährstoffe leicht aufzunehmen.

Wie wirkt sich die verschiedene Zubereitung auf Ihren Körper aus?

Um den maximalen Nutzen von Lassi zu bekommen, ist es am besten, Sie genießen dieses erfrischende Getränk am Vormittag oder zu Mittag. Mit einer Ausnahme: Wurden Ihrer Lassi Zubereitung Mandeln und Bhang hinzugefügt, dann eignet sich dieses Getränk besser am Abend, da es als Einschlafhilfe verwendet werden kann.

Da bei diesem Getränk Joghurt mit Wasser vermischt wird, brauchen Sie sich auch am Abend keine Sorgen darüber zu machen, dass das enthaltene Joghurt zu schwer, als eine Abendmahlzeit, zu verdauen ist.

Lassi mit Kardamom und Zimt verbessert den Appetit und hilft Ihrem Gehirn, besser zu arbeiten. Diese „Lassi-Version" eignet sich nicht, wenn Sie Lassi dazu verwenden wollen, Gewicht zu verlieren.

Das ungesüßte Lassi, mit Salz oder Steinsalz und Kreuzkümmel oder Jeera Pulver, eignet sich besonders gut an heißen Tagen oder wenn Sie Verdauungsprobleme haben.

Eine andere Möglichkeit, Ihren Körper an besonders heißen Tagen kühl zu halten, ist, dem Lassi Minze, Koriander und gehackten Zwiebeln hinzuzufügen. Wie gesagt, der Geschmack von Lassi mit Zwiebeln ist vielleicht nicht jedermanns Sache.

Lassi, zubereitet mit Kurkuma Pulver, gibt Ihnen den gesamten Vorteil von Joghurt und Kurkuma. Ein bekanntes Anti-Karzinogen das bei einer Vielzahl von Beschwerden hilfreich ist.

Tipp: Wie schon erwähnt, wollen Sie Lassi dazu verwenden, überflüssige Kilos loszuwerden, ist es ratsam, eigentlich unumgänglich, Ihrem Joghurtgetränk keinen Zucker hinzuzufügen. Besonders weißer raffinierter Zucker wird von Ihrem Körper als Gift betrachtet. Darüber hinaus, Zucker unterdrückt das Immunsystem. Wenn Sie jedoch abnehmen wollen, ist es wichtig, dass Sie ein gesundes Immunsystem als auch einen gesunden Darm haben, damit Sie alle Nahrungsmittel leicht verdauen und durch den Darm absorbieren können.

Ihre Gewichtsabnahme mit Lassi zu unterstützen ist nicht nur schmackhaft, sondern macht es auch leichter und vor allem natürlicher.

Besonderheiten von Lassi von Land zu Land

Selbstverständlich gibt es auch beim Lassi, wie bei fast jedem anderen Rezept auch, Unterschiede von Land zu Land. So setzt fast jedes asiatische Land auf verschiedene Zutaten, die sich alle ein wenig unterscheiden. Somit kommt es zu einer Vielzahl an Lassi-Rezepturen, und alle Arten überzeugen durch einen etwas anderen Geschmack.

Dadurch wird zudem sehr viel Abwechslung geboten. Typisch vor allem für die Länder im orientalischen Raum ist die Zugabe von Palmenblütensamen, Rosenwasser, Kreuzkümmel, Weizengras- Pulver, Hanfsamen und Kardamom. Vor allem das letzte Gewürz wirkt sich günstig auf die Verdauung aus.

Im asiatischen Raum wird oft auch eine Mischung aus Essig und Roh-Zucker zugegeben. Es gibt aber noch einen weiteren wichtigen Unterschied zwischen deutschen und indischen oder asiatischen Lassi. Egal, welche Zutaten auch verwendet werden, das asiatische oder indische Lassi schmeckt stets etwas anders. Dies liegt auch daran, dass dort die Milch von Rinderrassen stammt, die es in

Deutschland nicht gibt. Allein in Indien gibt es unzählige verschiedene Lassi-Rezepte.

Dies mag sicherlich nicht verwundern, da kaum ein Land so viele verschiedene Kulturen besitzt wie Indien. So trinken die Hindus beispielsweise gern das Bhang Lassi. Es wird vor allem bei Festen und Feierlichkeiten getrunken, wie zum Beispiel Shivaratri, einem Fest zu Ehren des Gottes Shiva. Dabei werden getrocknete Cannabisblätter und auch Blüten in das Lassi gemischt – ein Getränk mit berauschender Wirkung und in Deutschland nicht vorstellbar. Die Parsen, eine aus dem Orient stammende Minderheit unter Indiens Millionen, trinken beispielsweise gern Lassi mit Kardamom, Zitronensaft und Anis.

Auch dieses Lassi soll sich positiv auf die Verdauung auswirken und den Körper reinigen. Man sieht also, dass ebenso wie die Bräuche und Kulturen auch die Lassi Rezepte variieren.

Auch im Ayurveda nimmt es einen wichtigen Platz ein. In Deutschland wird das fertig erhältliche Lassi meist industriell hergestellt und mit Verdickungsmitteln und anderen Zusatzstoffen versetzt.

Hiervon halte ich sehr wenig und will es auch nicht weiterempfehlen.

Lassi und Ayurveda

Ayurveda ist eine indische Gesundheitslehre und gleichzeitig eine Art Lebenseinstellung. Sie ist bereits tausende Jahre alt. Auch hier haben Lassi, besonders Kräuter-Lassi, eine lange Tradition. In der ayurvedischen Medizin gehören Gesundheit und Nahrung fest zusammen. Damit soll das innere Gleichgewicht erlangt und natürlich auch gehalten werden. Ayurveda bedeutet aus dem Sanskrit übersetzt *Die Lehre vom langen Leben*. Es ist die älteste Heilkunde überhaupt. Am effektivsten ist Kräuter-Lassi, wenn es nach dem, oder statt dem Mittagessen(Salate oder Gemüse/Fisch....- Gerichte) getrunken wird. Es sollte natürlich frisch zubereitet sein.

Im Sommer profitiert man von der bereits erwähnten erfrischenden Wirkung. Es hat aber auch viele gesundheitliche Vorteile. So wirkt es sich gut auf die Verdauung aus. Die Darmflora wird angeregt und gereinigt, und auch der Magen wird beruhigt. Außerdem werden alle Körperkräfte mobilisiert.

Mein Tipp: Wichtig ist weiterhin, dass Lassi nicht zu kalt getrunken wird.

Wie bereits erwähnt gibt es viele verschiedene Arten von Lassi. Zum einen die süße Art. Bei dieser werden dem Basisrezept noch Roh-Zucker und Safran sowie Fruchtsaft beigemischt. Auch die Zugabe von Früchten ist bei dieser Lassi-Sorte typisch.

Werden also zum Beispiel Mangostücke und Mangosaft dazugegeben, spricht man von einem klassischen Mango-Lassi. Des Weiteren gibt es noch eine würzige, eher salzige Variante. Diese wird auch als Namkin Lassi bezeichnet. Dafür wird Joghurt mit stark säuernden Kulturen, wie zum Beispiel dem Lactobacillus bulgaricus, verwendet. Somit erhält das Getränk in dieser Variante einen eher herzhaften Geschmack. Die dritte, vielleicht nicht ganz so bekannte Lassi-Sorte, ist Kräuter Lassi. Bei dieser werden dem Joghurt noch frische Kräuter dazugegeben.

Je nach gewähltem Kraut, variiert natürlich auch der Geschmack. Zudem lässt sich durch die heilenden Kräfte der Kräuter auch Kräuter-Lassi einer bestimmten Eigenschaft zuordnen.

Ein Kräuter Lassi mit Dill ist also beispielsweise sehr gut für die Verdauung.

Welche Kräuter kann man für Kräuter-Lassi verwenden?

Im Prinzip eignen sich alle Kräuter für ein köstliches Lassi. Allerdings sollten sie möglichst frisch sein. Heimische Kräuter wie Dill, Petersilie, Minze, Zitronenmelisse, Thymian oder Rosmarin können aus dem eigenen Garten oder von der Fensterbank stammen.

Auch auf dem Markt bekommen Sie meist eine große Auswahl. Weiterhin können aber auch Wildkräuter aus der Natur, zum Beispiel Löwenzahn oder Gänseblümchen, einem Lassi den richtigen Geschmack geben. Exotische Gewürze wie Safran, Kardamom, Kurkuma oder Koriander sind hingegen eher getrockneter und sehr sparsam zu verwenden. Ihr Geschmack ist ohnehin schon sehr intensiv. Die Verarbeitung der Kräuter ist wirklich einfach. Sie werden immer gründlich gewaschen und dann gut trocken geschüttelt. Je nach Kraut werden entweder nur die Blätter oder auch die Stiele verwendet. Es wird alles gut zerkleinert und anschließend im Mixer püriert. Dann kommen die Kräuter zu den übrigen Zutaten und der Joghurt-Mischung.

Das ist bereits alles.

Asiatische Lassi Rezepte-

Süß, salzig, fruchtig oder säuerlich!

Rezepte für köstliche Lassi sind leicht, gesund und erfrischend. Tipps, Tricks und leckere Rezepte fürs gute Gelingen folgen nun.

So bereite ich Lassi für meine Familie und meine Gäste zu. Ich hoffe, sie schmecken Ihnen genauso gut wie uns.

Tipps und Tricks:

1. Verschiedene Zutaten, wie zum Beispiel Rosenwasser, erhalten Sie im Chinaladen, der Apotheke oder auch im Reformhaus.

2. Wer natürlich andere Früchte, Gemüse oder Kräuter im Lassi haben möchte, kann ganz verschiedene Varianten ausprobieren. Einfach die pürierte Form oder als Saft/Sirup zum Grundrezept hinzufügen. Diese vorgestellten Rezepte sind Vorschläge zu weiteren Kreationen. Ihrer Kreativität sind keine Grenzen gesetzt.

3. Sollten Sie bei manchen Rezepten Mineralwasser mit Kohlensäure verwenden, so wird das Lassi etwas flüssiger, leichter und luftiger.

4. Ebenso erfrischend sind Eiswürfel oder Crushed Ice. Gekühlt serviert, schmecken die asiatischen Lassis am besten.

5. Sie können auch Früchte aus dem Tiefkühlregal verwenden.

6. Wenn Sie gesundheitliche Probleme haben, können Sie ohne weiteres den Roh-Zucker durch etwas Reissirup ersetzen. Oder Sie wählen einen leichten Honig wie zum Beispiel Akazienhonig.

7. Der Joghurt kann sich vom Wasser wieder trennen, wenn das Lassi länger steht. Einfach das Lassi nochmals mit dem Schneebesen oder Mixer kurz durchrühren.

8. Im Ayurveda sagt man, dass die Lassis den Magen und die Darmflora reinigen und stärken. Das indische Joghurt-Getränk stabilisiert alle Körperkräfte.

9. Bei einigen Lassi-Rezepten eignen sich besser dickere Strohhalme zum Trinken. Genießen Sie diese Rezepte in kleinen Schlucken.

10. Im Buch wird meist "Milch" und "Wasser" geschrieben. Wählen Sie jedoch Ihre Lieblings-Milch und ob Sie für sich stilles oder mit Kohlensäure versetztes Wasser, oder gar Kokoswasser zur Zubereitung wählen möchten.

11. Rechnen Sie etwa 500 g Joghurt und 3 Tassen Wasser für etwa 4 Gläser, wenn Sie keine Früchte oder zusätzlichen Saft hinzufügen. So können Sie in etwa die benötigte Menge für Ihre Gäste besser berechnen. Aber Sie erhalten auch 4 Gläser mit 200g Joghurt und 100ml Milch, wenn Sie zusätzlich dem Lassi noch Erdbeeren oder Saft hinzufügen.

Alternativen für Veganer:

Als Alternative zu Kuhmilch empfehle ich Sojamilch, Kokosmilch, Mandelmilch, Hafer- oder Reismilch.

Sojamilch ist eine pflanzliche Milch, die aus Sojabohnen hergestellt wird. Oft ist die Sojamilch auch mit Kalzium oder Vitamin B12 angereichert. Da es sehr viele verschiedene Anbieter in den Geschäften gibt, lohnt es sich, die Sorten durchzuprobieren, um den persönlichen Favoriten auszuwählen.

Hafer- und Reismilch sind meiner Meinung nach die besten Alternativen zur Sojamilch. Sie eignen sich auch hervorragend für Allergiker und jene Personen, die ihren Speiseplan etwas variieren möchten. Bei der Fermentierung erhalten beide eine natürliche Süße, die das Eigenaroma positiv hervorhebt. Hafer- und Reismilch enthalten sehr wenig Eiweiß und Fett. Im Bio-Geschäft erhalten Sie alternativ auch Hanfmilch. Testen Sie sie, und finden Sie Ihren Favoriten.

Alternativen zu Joghurt

Sojajoghurt gibt es in vielen fruchtigen Geschmacksrichtungen oder als Natur-Joghurt.

Ich finde, dass sich nur das Naturjoghurt etwas von seinem tierischen Äquivalent unterscheidet. Sojasahne ist in der Veganer-Küche nicht mehr wegzudenken. Es gibt im Handel auch aufschlagbare Sojasahne.

Die Basismischung für jedes Lassi

Lassi wird prinzipiell auf der Basis von Milch oder Wasser und Joghurt hergestellt. Dazu wird eine Mischung aus Milch oder Wasser mit Naturjoghurt im Verhältnis 1:1 gemischt. Auch ein Mischungsverhältnis von 1:2 wäre möglich.

Dies hängt auch vom persönlichen Geschmack ab. Mit diesen wenigen Zutaten, die fast in jeder Küche immer vorrätig sind, lässt sich ganz einfach ein Lassi oder auch ein Kräuter Lassi kreieren.

Die Basismischung Schritt für Schritt erklärt

Ein Lassi lässt sich einfach selber zubereiten. Alles, was dafür benötigt wird, findet sich in jeder Küche.

Außerdem sind fast alle Zutaten in jedem gut sortierten Supermarkt erhältlich. Zwei Zutaten bilden die Basis. Joghurt ohne künstliche Zusätze, also am besten Naturjoghurt und Milch oder Wasser. Dies wird gut gemischt.

Man verwendet ein Mischungsverhältnis von 1:1 oder auch 1:2.

Hier kann jeder nach dem eigenen Geschmack entscheiden. Bei der ersten Mischung wird das Getränk etwas flüssiger, bei der zweiten dicker. Verwendet man zudem Joghurt, der aus den Kulturen Lactobacillus bulgaricus oder Streptococcus thermophilus gezüchtet wurde, bekommt das Lassi seinen typischen säuerlichen Geschmack.

Nun kann man zwischen weiteren verschiedenen Varianten wählen. Dies ist ja bis jetzt nur die Basis.

Je nach verwendeten Zutaten kann nun ein süßes, saures, salziges oder fruchtiges Lassi oder ein Kräuter-Lassi zubereitet werden.

Alle Varianten nutzen jedoch dieselbe Basismischung.

Es empfiehlt sich, vor der Zugabe der weiteren Zutaten die Basismischung schon einmal gut zu mischen. Dann lassen sich die übrigen Zutaten einfach untermixen. Für ein süßes Lassi werden nun Roh-Zucker, Safran, Honig oder Ahornsirup dazu gegeben. Diese sind für die Süße verantwortlich.

Nun kommt noch die fruchtige Note hinzu.

Dafür werden Fruchtsaft und pürierte Früchte verwendet. Beliebt ist beispielsweise Mango. Damit lässt sich der Klassiker unter den Lassis mixen.

Ein saures Lassi, das so genannte Namkin Lassi, entsteht durch die Verwendung von Joghurt mit den bereits oben genannten stark säuernden Kulturen.

Aber auch Naturjoghurt, der einfach mit etwas Salz abgeschmeckt wird, kann ein köstliches Namkin Lassi ergeben.

Die dritte Variante ist das Kräuter Lassi.

Es entsteht aus der Basismischung und der Zugabe von frischen Kräutern oder aromatischen Gewürzen.

Wurden die weiteren Zutaten hinzugefügt, werden alle Lassi Rezepturen gleichermaßen gut gemischt. Dann ist das Lassi fertig.

Grundrezept kurz beschrieben: Natur-Lassi

Zutaten:

1 Teil Naturjoghurt

2 Teile Wasser

2 Zitronenscheiben

etwas Zitronensaft nach Geschmack

Zubereitung:

Nehmen Sie die zwei Teile Wasser und mixen diese mit einem Teil Naturjoghurt. Oder Sie schlagen sie mit dem Schneebesen schaumig. Die Zutaten sollten Zimmertemperatur haben. Nun fügen Sie etwas frisch gepressten Zitronensaft hinzu und mischen alles nochmals. Diese Grundmischung können Sie, wie schon beschrieben, ganz nach Geschmack, entweder süß oder salzig verfeinern. Die Zitronenscheiben schneiden Sie bis zur Mitte und stecken diese als Dekoration auf den Glasrand.

Die würzigen Lassis können Sie mit geröstetem Kreuzkümmel abschmecken.

Oder Sie geben 2 Körner in Ihren Mörser und zerdrücken diese etwas. Sehr lecker sind Lassis mit frischem Kerbel oder Bockshornklee. Versuchen Sie diese Varianten, dazu sollte bei den würzigen Lassis etwas Salz nie fehlen. Wenn Sie cremige Lassis bevorzugen, wählen Sie für die Grundmischung statt Wasser Frischmilch. Für die süße Variante fügen Sie zur Grundmischung etwa 1-2 EL Holunderblütensirup hinzu. Diesen bereite ich auch selbst zu. Jede Menge Frucht- und Blütensirup-Rezepte finden Sie in einem meiner weiteren Bücher. Besuchen Sie dazu einfach meine Autorenseite. Zu dem Lassi können Sie ebenfalls das Fruchtfleisch einer Zitrone und noch etwas Salz hinzufügen.

Wählen Sie beim Salz nur hochwertiges Himalaja-Salz. Abschließend noch alles im Mixer gut mixen, bis Sie ein schaumiges Getränk erhalten haben.

Kapitel 1: Abnehmen beginnt im Kopf

Da sich dieses Buch um das Thema „Abnehmen" beschäftigt, möchte ich vor dem Kapitel der vielfältigen Auswahl an Lassi-Rezepten, noch andere wichtige Themen zum Abnehmen beschreiben.

Das Abnehmen ist eine Kopfsache und dabei möchte ich Ihnen helfen, Ihre Willenskraft zu entfesseln, Sie bei Ihrem Vorhaben zu motivieren, Ihre Gedanken zu kontrollieren und sich auf Ihr Ziel zu fokussieren. Im letzten Abschnitt dieses Buches finden Sie dann eine große Auswahl an Lassi-Rezepten, welche ein Auszug aus meinem Buch „Energie Lassi Rezepte- Der lecker leichte Joghurt Drink!" sind.

Jeder, der schon einmal eine oder vielleicht mehrere Diäten ausprobiert hat, erlebte das Gleiche wie viele andere Menschen. Sie beginnen mit Enthusiasmus und nach ein paar Tagen geht Ihnen die Luft aus. Sie fallen in Ihr altes Muster zurück und essen all das, was Sie gewohnt sind.

Ihre Komfortzone hat Sie wieder.

Alles ist, wie es immer schon war und Sie müssen sich keine lästigen Gedanken über einen ausgewogenen Ernährungsplan mehr machen. Ein paar Monate später machen Sie einen zweiten Anlauf, der wahrscheinlich genau so endet wie der erste. Die Fettpolster sind noch immer da; vielleicht haben sich sogar ein paar mehr Kilo dazu geschlichen. Sie steigen auf die Waage, sind frustriert und greifen nach dem nächsten Stück Schokolade. Vielleicht geben Sie an diesem Punkt total auf und sagen sich: „Es nützt ja doch nichts. Vielleicht bin ich von einem mysteriösen Fett Gen besessen oder bin von Natur aus für Übergewicht bestimmt."

Kein Grund, gleich wieder zum nächsten Stück Kuchen zu greifen. Auch Sie können abnehmen. Wahrscheinlich wissen Sie nur nicht, wie und bis jetzt hat es Ihnen auch noch niemand gezeigt, wie auch Sie es schaffen können.

Wie schon eingangs erwähnt, Abnehmen beginnt im Kopf.

Was ich damit meine, ist, bevor Sie noch daran denken, lästige Kilos loszuwerden, müssen Sie sich mental auf eine Ebene bringen, auf der Körper, Geist und Emotionen zusammenarbeiten.

Zu viel und ungesund zu essen ist eine Gewohnheit.

Ich bin mir sicher, wenn Sie wirklich ehrlich mit sich selber sind, ist es Ihnen nicht bewusst, dass Sie zu etwas Süßem greifen, wenn Sie frustriert sind, dass Sie zu viel essen, wenn Sie gestresst sind.

Beginnen Sie damit, Ihre Essgewohnheiten zumindest für eine Woche genau und vor allem bewusst zu beobachten. Ertappen Sie sich dabei, „es" schon wieder zu tun, bleiben Sie daran, ohne sich selbst zu verurteilen.

Viel besser, Sie beginnen ein Notizbuch und teilen jede Seite in drei Spalten. Datum und Uhrzeit – was Sie gegessen haben – und ganz wichtig, was war der Auslöser dafür. Im Laufe einer Woche werden Sie eine Ahnung haben, welche Emotionen Sie dazu veranlassen zu essen. Mit diesem Plan in den Händen haben Ihre negativen Essgewohnheiten schon einiges ihrer Kraft verloren, da diese Sie nicht mehr aus dem Hinterhalt überfallen / überraschen können.

Der Trick ist, jetzt, wo Sie wissen, wann Ihre Momente sind, das Falsche zu essen, müssen Sie etwas finden, das diese Gewohnheit ersetzt. – Sie haben es sicher schon gehört, an Stelle der Schokolade könnten Sie ein Glas Wasser trinken.

Sicher nicht so verlockend wie Schokolade, doch weiß ich aus eigener Erfahrung, dass es funktioniert. Auf der einen Seite erfüllen Sie die Handbewegung, geben Ihrem Körper etwas in dem Moment, wo er etwas erwartet und auf der anderen Seite erhöhen Sie Ihre Wassereinnahme, was bei der Gewichtsabnahme eine große Rolle spielt. Sie werden weniger träge und auch Ihr Gehirn funktioniert besser.

Ihr nächster Schritt, um Ihre Motivation zur Gewichtsabnahme beizubehalten: Setzen Sie sich ein Ziel. Dieses Ziel muss realistisch und auch so formuliert sein, dass Sie es sich selbst glauben. Zum Beispiel, ein Ziel könnte sein, zu einer Hochzeit oder einem Geburtstag eingeladen zu sein, wo Sie ein bestimmtes Outfit tragen wollen. Ein Strandurlaub wäre ein anderes gutes Ziel. Allerdings, wie Nicole Kidman aussehen zu wollen, wird Sie nicht weiter bringen.

Sie wissen jetzt schon, dass Sie nie wie Nicole Kidman aussehen werden.

Wie viel Gewicht wollen Sie verlieren und in welcher Zeit

Auch hier heißt es, realistisch zu sein. Sich vorzunehmen, in einer Woche 4 kg zu verlieren ist eher unrealistisch und

Sie werden wahrscheinlich erst gar nicht mit ihrem Vorhaben beginnen, da dies nicht möglich ist. (Trotz der vielen Werbungen, die es dafür gibt).

Von meiner eigenen Erfahrung kann ich bestätigen, dass 500 – 750 g in einer Woche ein Ziel ist, das relativ einfach erreicht werden kann.

Wann wollen Sie Ihr Idealgewicht erreicht haben?

Setzten Sie sich ein Datum, markieren Sie dieses in Ihrem Kalender. Der Grund dafür ist, wir alle kennen das Morgen, das niemals kommt.

Ernährungsplan oder nicht?

Das hängt im Großen davon ab, wie gut Ihre Ernährung bereits ist. Vorweg aber, Sie brauchen Ihre Ernährung nicht komplett umzukrempeln. Wenn Sie Ihr Steak lieben, dann ist das vollkommen in Ordnung, Sie müssen kein Vegetarier werden.

Viel wichtiger ist es, dass Sie eine ausgewogene, gut balancierte Diät einhalten. Das heißt, viel Gemüse und Früchte, wenig bis keinen Zucker, wenig Fett, ausreichend Vitamine und Spurenelemente gemeinsam mit mindestens 8 Gläsern Wasser pro Tag.

Wie Sie bereits sehen, wenn Sie überflüssige Kilos verlieren wollen, Ihre Motivation beibehalten und die bereits verlorenen Kilos nicht gleich wieder rauf futtern, bedarf es mehr als nur „guten Willen". Über die Jahre haben Sie bestimmte Essgewohnheiten aufgebaut und diese müssen jetzt umgewandelt und mit neuen ersetzt werden, die auch wirklich für Sie arbeiten. Leider wurden viele der negativen Essgewohnheiten schon zeitig in Ihrer Kindheit gelegt und durch ein schlechtes Selbstbild verstärkt. Geben Sie sich die Mühe, sich selbst wieder zu finden. Auf einer neuen Ebene, mit einem besseren Selbstwertgefühl.

Vielleicht werden Sie jetzt sagen: „All das oben Gesagte, ist recht gut und schön und funktioniert vielleicht, wenn ich nichts anderes zu tun habe, als den ganzen Tag einem gesünderen Lebensstil zu widmen." Und zum Teil haben Sie recht. Unsere Zeit ist stressvoll und hektisch. Zwischen Kinder und Arbeit bleibt vielen Menschen nicht viel Zeit sich auch noch Gedanken um einen gesunden Lebensstil und genug Bewegung in frischer Luft zu machen. Wenn Sie jedoch ein bisschen in Schwung kommen und die ersten Erfolge sehen, wird es Ihnen immer leichter fallen, neue Wege zu finden, gesünder zu leben.

Zum Beispiel, es bedarf nicht viel Zeit, ein paar Früchte oder Nüsse einzupacken, um die Kantine in der Arbeit zu vermeiden. Sie können Ihr Auto ein paar Straßen weiter vom Arbeitsplatz parken und den letzten Kilometer zu Fuß gehen.

Was ich Ihnen nahe legen will: Abzunehmen hat weniger mit den eigentlichen Kalorien zu tun, als damit, ein aufmerksameres und bewussteres Leben zu leben. Wenn Sie sich allgemein besser über sich selbst fühlen, mehr Schwung und Achtsamkeit in Ihr Leben bringen, werden Sie automatisch damit weiter machen wollen.

Sollten Sie jedoch wirklich einmal stecken bleiben, zurückfallen oder nicht weiterwissen, haben Sie Ihr Notizbuch, mit dem Sie sich immer wieder daran erinnern können, warum Sie eigentlich tun was Sie tun.

Fragen Sie sich immer wieder: „ Was will ich wirklich, was ist mir wichtig? (Diät/Abnehmen, oder so bleiben wie ich bin?)

Tipp zum Abschluss: Ersparen Sie sich die Qual, jeden Tag auf die Waage zu steigen. Einmal die Woche ist mehr als genug.

Kapitel 2: Positive Wirkung des Lassi

Warum hat Lassi so eine positive Auswirkung auf unsere Darmflora?

Wie schon im ersten Kapitel besprochen, Lassi ist ein köstliches indisches Joghurt Getränk, hervorragend geeignet für Jung und Alt. Allerdings wird Lassi nicht nur als Erfrischungsgetränk verwendet, sondern, wird in Ayurveda (ein ganzheitliches Heilungssystem), schon seit Jahrtausenden angewendet.

Joghurt, wenn in Maßen konsumiert, ist für unsere Verdauung und die Gesundheit der Darmflora eines der wichtigsten Getränke. Die Milchsäurebakterien verwandeln Lassi zu einem säuerlichen Produkt. Da das Joghurt mit Wasser vermischt wird, vermeidet man die Übersäuerung des Magen-Darmtrakts. Ayurveda Medizin empfiehlt, dass man nicht zu viel Sauermilchprodukte zu sich nehmen sollte, vs. westlicher Medizin, die besagt, dass man Sauermilchprodukte täglich konsumieren sollte. Der Unterschied liegt wahrscheinlich in der konsumierten Menge.

Beobachten Sie Ihren eigenen Körper.

Auch wenn Lassi ein leckeres Getränk ist, bekommt Ihnen Lassi auf einer täglichen Basis nicht, variieren Sie die Menge oder trinken Sie nur jeden zweiten Tag ein Glas Lassi.

Milchsäure wird von der Darmflora in Butyrat umgewandelt. Butyrat ist die Hauptenergiequelle für die Schleimhautzellen. Mit anderen Worten, Milchsäure schützt unsere Darmschleimhaut. Fehlt es an dieser Schleimhaut, kann es zu dem Leaky-Gut-Syndrom kommen. Schädliche Substanzen können in den Darm und von hier in den Blutkreislauf gelangen, was zu Allergien und Entzündungen der Darmschleimhaut führen kann.

Butyrat hemmt außerdem das Wachstum aggressiver Krebszellen und fördert zusätzlich einen gesunden Zellstoffwechsel.

Nicht weniger wichtig, Milchsäure entlastet die Leber. Die Ansäuerung des Darms verhindert die Aufnahme von giftigem Ammoniak. Ammoniak entsteht durch unverdaute Eiweiß Bestandteile. Besonders dann, wenn diese nicht vollständig gekaut werden, gelangen diese unverdauten Proteine ihren Weg in den Dickdarm. – Vielleicht habe Sie schon einmal gehört, dass jeder

Bissen, den Sie in den Mund nehmen, 30 Mal gekaut werden soll. Hier ist der Grund warum.

Abnehmen mit Lassi

Wann ist die beste Zeit, die überflüssigen Kilos mit Lassi zu verlieren?

Da Lassi ein Erfrischungsgetränk ist, eignet es sich am besten damit im Frühling oder Sommer zu beginnen. Zum einen, in der heißen Zeit wollen viele Menschen so und so nicht viel essen und zum anderen, ersetzten Sie Lassi mit dem Mittagessen, haben Sie gleichzeitig eine tolle Erfrischung ohne die Kalorien einer ganzen Mahlzeit. Obwohl Lassi leichter verdaulich ist als Joghurt, sollte es meiner Meinung nach nicht unbedingt vor dem Schlafen gehen getrunken werden. Meine Empfehlung, ist das Ersetzen des Frühstücks oder des Mittagessens mit dem Lassi-Getränk.

Vielleicht gehören Sie zu jenen Menschen, die schon so manche Diät aus Büchern oder vom Internet probiert haben, die Kilos sind aber noch immer da. Oder Sie haben hin und wieder ein paar Kilos abgenommen, nur um diese dann schnell wieder zuzunehmen.

Hier ist ein offenes Geheimnis von mir:

Abnehmen hat mehr mit Ihrem Kopf zu tun als mit Kalorien und da im Besonderen, welche Kalorien Sie zu sich nehmen.

Was ich damit meine, seit unserer Kindheit haben wir ein besonderes Essmuster aufgebaut. Dieses einmal gelernte Essmuster setzten wir auch in unserem erwachsenen Leben fort. Das heißt, wollen Sie abnehmen, dann ist es nicht genug, nur jeden Tag ein Lassi zu trinken und zu hoffen, der Rest ergibt sich irgendwie von selbst.

Wollen Sie dauerhaft Gewicht verlieren bzw. Ihr Idealgewicht erreichen und dieses dann auch so halten, müssen Sie sich zuerst einmal Ihrer Essgewohnheiten bewusstwerden. Am besten, Sie legen sich ein Notizbuch zu und notieren für eine Woche, wann Sie gegessen haben oder für Ihre Familie gekocht haben und was der Auslöser war, dass Sie plötzlich Heißhungerattacken bekamen. Das Ziel dabei ist, Körper, Geist und Emotionen auf dieselbe Seite zu bringen, damit Sie sich nicht auch noch mit inneren Konflikten herumschlagen müssen. Das Endergebnis oder Ihr Ziel sollte sein, sich für ein gesünderes Leben zu entscheiden.

Ein Paradox dabei ist, sobald Sie sich für ein gesünderes Leben entscheiden, brauchen Sie sich über Diäten keine Gedanken mehr zu machen.

Gesünder leben heißt, Sie essen richtig und genug für Ihr Alter und Ihren Lebensstil. Dazu gehört auch genug Bewegung. Wir leben in einer hektischen Zeit und alles muss immer schnell gehen und sofort. Zeit für sich selber oder für einen gesunden Lebensstil scheint dabei immer zu kurz zu kommen.

Spreche ich von Bewegung, dann meine ich nicht, dass Sie jeden Tag das Fitnessstudio besuchen müssen. Fangen Sie dort an, wo Sie gerade sind. Steigen Sie Stiegen anstatt den Lift zu benutzen, gehen Sie spazieren oder parken Sie Ihr Auto ein paar Straßen weiter und gehen den letzten Kilometer zu Fuß zum Büro. Achten Sie darauf, dass Sie eine Aktivität wählen, die Ihnen wirklich Spaß macht; etwas, worauf Sie sich freuen.

20 Minuten, regelmäßig zwei oder dreimal per Woche ist gesünder, als ein Monsterworkout am Wochenende.

- ✓ Experten weisen immer wieder darauf hin, dass Diäten, wenn nicht von einem Arzt verordnet sind, unliebsame Nebenwirkungen haben. Das gilt besonders für Crash Diäten. Sobald Sie mit der Diät aufhören, sind die Kilos auch wieder da.

- ✓ Ein anderes Problem mit Diäten ist, dass Sie Ihrem Körper womöglich zu wenig Vitamine und Spurenelemente hinzuführen, was sich nicht nur negativ auf Ihren Energiehaushalt auswirkt, sondern auch auf Ihre gesamte Gesundheit.
- ✓ Das Schlimmste, das Ihnen mit einer Diät passieren kann, Sie entwickeln eine Essstörung und merken dies erst dann, wenn es zu spät ist.
- ✓ Ein gesunder Lebensstil mit einer ausgewogenen Diät und genug Bewegung ist auf Dauer viel leichter zu erhalten, als dauernd einer neuen Diät nachzulaufen.

Wer sollte unter keinen Umständen eine Diät machen?

- ✓ Schwangere Frauen
- ✓ Menschen mit Essstörungen
- ✓ Untergewichtige Menschen

Grundsätzlich, wann immer Sie Ihren Lebensstil verändern wollen, setzten Sie sich mit Ihrem Hausarzt zusammen und lassen Sie sich nach einer Grunduntersuchung beraten.

Beachten Sie bitte, ich bin weder Arzt noch Apotheker, hier beschreibe ich Ihnen meinen Weg und meine Diät-Möglichkeit.

Sollten Sie jedoch gesundheitliche Probleme haben, bitte ich Sie, vor jeglicher Diät einen Arzt zu konsultieren.

Bevor Sie sich über eine Diät mit Lassis stürzen, möchte ich Ihnen ein paar Tipps mit auf den Weg geben:

- ✓ Abnehmen ist nichts, das über Nacht geschieht. (Auch wenn es viele Werbungen gibt, die genau das Gegenteil behaupten). Auch werden Sie kaum 4 kg in einer Woche abnehmen, daher ist es wichtig, sich realistische Ziele zu setzten. 500 – 750 g in der Woche sind mehr als genug und auch relative leicht zu erreichen.
- ✓ Geben Sie sich zumindest 3 Wochen Zeit, um die ersten positiven Anzeichen zu sehen. Dazu gehört auch, nicht jeden Tag auf die Waage zu steigen. Einmal in der Woche ist genug.
- ✓ Je bewusster Sie sich mit Ihrer Gewichtsabnahme und Ihren neuen Lebensstil befassen, desto einfacher wird es langfristig. Es ist viel zu einfach und verlockend, ein Stück Kuchen zu essen, auch

wenn Sie wissen, dass ein Lassi viel besser für Sie wäre.

✓ Durchhaltevermögen, Disziplin und Wille sind notwendig. Hat sich aber Ihr Unterbewusstsein einmal an die neue Lebenshaltung gewöhnt, dann wird Ihnen dies genauso leicht fallen, wie Ihr bisheriger Lebensstil.

Kapitel 3: So schaffen sie es - Willenskraft entfesseln

Eine Diät zu beginnen, ist der erste Schritt zur Gewichtsabnahme. Die Diät aber auch durchzuhalten, bis Sie Ihr Idealgewicht erreicht haben, ist eine Phase, die aus vielen kleinen Schritten besteht. Wenn Sie Ihre Diät planen, ist es wichtig, dass Sie diese Schritte so klein und übersichtlich wie möglich gestalten. Sie sollten zu jeder Zeit das Gefühl haben, dass Sie das, was Sie sich vorgenommen haben, auch wirklich schaffen können.

Es gibt wahrscheinlich nichts Schlimmeres im Leben, als sich ein Ziel zu setzen, von dem Sie schon bei Beginn wissen, dass Sie es nicht schaffen. Damit verurteilen Sie sich selbst zum Scheitern.

Die Wahrscheinlichkeit ist, dass Sie sich vielleicht ein paar Tage zu dem Vorgenommenen zwingen, doch macht sich erst einmal das Gefühl breit, „das schaffe ich ja doch nicht", dann werden Sie Ihr Vorhaben auch bald aufgeben.

Motivation! Motivation! Motivation!

Motivation ist etwas, das Sie nur in sich selbst finden können. Der erste Schritt dazu ist mehr als nur Ihr Idealgewicht erreichen zu wollen. Ihr Unterbewusstsein braucht auch einen „guten Grund", um bei der Sache zu bleiben.

Überlegen Sie sich, warum Sie abnehmen wollen. Steht ein besonderer Anlass vor der Türe? Ein Urlaub, für den Sie schon Jahre sparen und sich darauf freuen? Sind es gesundheitliche Gründe? Wollen Sie mit Ihren heranwachsenden Kindern mehr unternehmen? Wählen Sie den Grund, der Ihnen persönlich die meiste Motivation bietet. Wenn Sie Ihre Augen schließen und sich in die Zukunft versetzen, wenn Sie Ihr Idealgewicht bereits erreicht haben, welches Gefühl möchten Sie erfahren?

Was wollen Sie erleben?

Wie wollen Sie sich fühlen?

Je besser Sie sich in dieses Gefühl hineinversetzten können, desto mehr werden Sie sich damit selbst motivieren.

Je oberflächlicher Ihre Motivation ist, desto wahrscheinlicher ist es, dass Sie Ihre Motivation verlieren.

Der nächste Schritt ist, Sie setzen sich ein Enddatum. Es ist wichtig, sich genug Zeit zu geben. 500 g in der Woche abnehmen zu wollen, ist ein gutes Ziel. Dividieren Sie die Anzahl der Kilogramm, die Sie abnehmen wollen mit 500. Das Ergebnis ist die Wochenzahl, die Sie brauchen werden, sich von Ihren überflüssigen Kilos zu trennen. Wenn Sie wollen, können Sie sich noch ein paar extra Wochen geben, sollte es einmal eine Woche nicht nach Plan gehen.

Meditation und Gewichtsabnahme

Auf den ersten Blick mag dieser Zusammenhang nicht ganz offensichtlich sein. Sieht man sich aber den Zweck von Meditation an, nämlich, das Bewusstsein und Unterbewusstsein auszurichten, dann wird klar, dass Meditation eine ideale Möglichkeit bietet, Veränderungen in unserem Leben einzuleiten. Ohne auch das Unterbewusstsein zu involvieren, ist jede Veränderung sehr schwer.

Haben Sie zum Beispiel Probleme, Ihr Gewicht zu halten, zu überessen, etc., dann sind die Wurzeln für dieses Verhalten in Ihrem Unterbewusstsein verankert. Meditation oder Selbstreflexion kann Ihnen dabei helfen, diese Muster aufzudecken und mit besseren

Verhaltensweisen zu ersetzen, welche Sie dann in die Praxis umsetzten.

Ein weiterer sehr wichtig Punkt, warum Ihnen Meditation bei der Gewichtsabnahme so hilfreich ist, Meditation hilft alltäglichen Stress zu vermindern. Wird Ihr Körper täglich von dem Stresshormon Cortisol vollgepumpt, sendet das eine Message an das Gehirn, alle Kalorien in Fett umzuwandeln. Eine Studie der Carnegie Mellon University hat festgestellt, dass 25 Minuten Meditation in drei aufeinanderfolgenden Tagen einen signifikanten Unterschied zu Ihrem Stresslevel machen.

Ein weiterer Vorteil der täglichen Meditation ist, dass Sie Selbstkontrolle lernen. Legen Sie das auf Ihre Gewichtsabnahme um, wird es Ihnen mit regelmäßiger Meditation leichter fallen, auf das zweite Stück Kuchen zu verzichten oder sich nicht mit Schokolade vollzustopfen, wenn Sie niedergeschlagen oder gestresst sind.

Wollen Sie Meditation Ihren Gewichtsabnahme-Tools hinzufügen, ist es wichtig, dass Meditation nicht ein neuer Anlass für Stress für Sie wird.

Meditation sollte etwas sein, auf das Sie sich freuen.

Beginnen Sie mit ein paar Minuten pro Tag und steigern Sie diese, je mehr Sie damit vertraut werden und auch die positiven Effekte zu spüren beginnen.

Um Ihrer täglichen Meditation ein bisschen mehr Kraft zu geben, verwenden Sie ein bedeutungsvolles Mantra, das Ihre Gedanken immer wieder zu Ihrem Ziel Ihrer Gewichtsabnahme zurückbringen. Ich habe hier vier Mantras für Sie vorbereitet:

- ✓ Ich esse nur, wenn ich hungrig bin und esse nur das, was meinen tollen Körper ausgezeichnet ernährt.
- ✓ Ich akzeptiere und liebe meinen Körper genauso, wie ich bin, in jedem Moment.
- ✓ Gesunde Menschen steigen Stiegen.
- ✓ Ich bin schlank und großartig.

Sie können jedoch jedes andere Mantra verwenden, das Ihnen sinnvoll erscheint. Sind Sie sich nicht hundert Prozent sicher, auf YouTube finden Sie unzählige geführte Meditationen, die zu dem gleichen Ziel führen.

Zum Abschluss möchte ich Ihnen eine kurze Anleitung zu einer relevanten Meditation geben, die Sie später nach Bedarf verändern und adjustieren können.

Sind Sie mit Meditationen noch nicht vertraut und dies ist Ihr erstes Mal, dann beginnen Sie bitte mit nur 5 Minuten.

- = Finden Sie einen Platz, an dem Sie für die Zeit Ihrer Meditation ungestört sind. Drehen Sie Ihr Handy ab; lassen Sie es am besten in der Küche.

- = Sitzen oder liegen Sie bequem. Das Ziel ist Aufmerksamkeit und nicht wieder einzuschlafen, sollten Sie in der Früh oder vor dem Schlafen gehen meditieren.

- = Bringen Sie Ihre Aufmerksamkeit zu Ihrer Atmung. Beobachten Sie, wie die Luft durch Ihre Nase in Ihren Körper strömt und langsam, durch den Mund Ihren Körper verlässt. Haben Sie das ein paar Mal getan, atmen Sie ein und zählen dabei bis vier. Danach halten Sie Ihren Atem und zählen bis sieben. Während Sie ausatmen, zählen Sie bis acht. Diese Übung wird Ihnen helfen, Körper und Geist zu beruhigen.

- = Atmen Sie normal.

- = Beobachten Sie Ihre Gedanken. Sie sind wie die Tropfen in einem Fluss; sie kommen und sind damit auch schon wieder weg. Was immer kommt, lassen Sie es einfach gehen. Verurteilen Sie weder sich selbst noch Ihre Gedanken.

= Sobald Ihre Gedanken ruhig geworden sind, lenken Sie Ihre Aufmerksamkeit darauf, wann Sie dazu neigen, Schokolade anstelle gesund zu essen. Visualisieren Sie anstelle das gewünschte Verhalten. Je tiefer Sie das Gefühl, gesünder zu essen, visualisieren können, desto schneller werden Sie den Erfolg sehen.

= Danach wiederholen Sie Ihr gewähltes Mantra einige Male und schließen mit dem Satz: „Danke für meinen gesunden, fitten, vitalen und schlanken Körper". – Dankbarkeit zu zeigen, ist immer eine gute Art, Ihre Meditation zu beenden.

= Öffnen Sie Ihre Augen und genießen Sie ein gesundes Frühstück.

Kapitel 4: Lassi die Abwechslung zum Smoothie

Smoothies und Lassi, als der Exot unter den Mix-Getränken, sind sie besonders im Sommer sehr beliebt und viele Menschen nützen die warme Jahreszeit zum Abnehmen. Smoothies und Lassis scheinen sich dafür sehr gut zu eigenen. Beide sind gesund und lecker und schmecken kalt am besten.

Was ist der Unterscheide zwischen Lassi und einem Smoothie

Smoothie:

Im Grunde, ein Smoothie ist ein Früchtepüree. Dabei werden ganze Früchte, also mit Schale und Kernen verwendet, püriert und dann mit einem Fruchtsaft oder Kokosmilch gemischt. Die Basis für fast alle Smoothies ist der Apfel oder die Banane. In einigen Fällen, wie zum Beispiel dem Bananen Frappé wird der Fruchtsaft mit Milch ersetzt. In anderen Fällen kann man dem Smoothie für Geschmack noch Gewürze hinzufügen.

Anmerkung: Folgt man Ayurveda Medizin, dann sollte man aber Früchte nicht mit Milch konsumieren.

Wie gesund ein Smoothie tatsächlich ist, hängt viel davon ab, welche Früchte verwendet wurden. Smoothie ist nicht gleich Smoothie und nur weil es Früchte enthält, ist es auch nicht unbedingt gesund. Viel hängt davon ab, wie sich die Früchte miteinander vertragen.

Wollen Sie jedoch eine Abwechslung von Obst Smoothies, dann eignen sich grüne Smoothies. Wie der Name schon sagt, diese werden von grünen Lebensmitteln im Mixer hergestellt.

Lassi:

Die Basis für das herrliche Lassi ist eine 1: 1 Mischung aus Wasser und Joghurt. In manchen Fällen kann es auch eine Mischung von 1: 2 sein. Es bleibt dem Individuum überlassen, wie dick oder dünn Sie Ihr Lassi wollen. Offensichtlich, verwenden Sie Lassi während den Sommermonaten um überflüssige Kilos loszuwerden, dann werden Sie sich für das dünnere Smoothie entscheiden. Die Menge bleibt dabei die gleiche, nur die Kalorien werden weniger. Auch verglichen mit einem Smoothie, hat das Lassi einen geringeren Kaloriengehalt. Neben den magenfüllenden Eigenschaften ist Lassi aber auch einfacher zu verdauen als ein Smoothie.

Daher ist es ein ausgezeichnetes probiotisches Getränk, das Ihnen hilft, die freundlichen Bakterien im Darmtrakt wiederherzustellen und lindert darüber hinaus auch noch Reizungen im Dickdarm.

Um es in einem Satz zusammenzufassen, im Smoothie sind die Früchte/Gemüse die Helden des Getränkes, während im Lassi das Joghurt der Held ist. Damit ergibt sich, dass das Lassi im Allgemeinen viel leichter ist als das Smoothie.

Wasser ist wichtig

Jeder, der sich auch nur entfernt schon einmal mit gesunder Ernährung beschäftigt hat, weiß, dass der menschliche Körper bis zu 90 % aus Wasser besteht. Mit zunehmendem Alter nimmt das jedoch ab und pendelt sich bei ungefähr 70 % ein. Wasser ist nicht nur wichtig um hydratisiert zu bleiben, es ist wichtig für das Gehirn. Hat das Gehirn nicht genug Wasser, wird es träge, was sich auf all unsere kognitiven Fähigkeiten auswirkt. Die Haut zum Beispiel braucht Wasser um geschmeidig zu bleiben. Mit einem ausgewogenen Wasserhaushalt helfen Sie auch Ihren Nieren, alle Giftstoffe aus dem Körper auszuspülen.

Da der Körper Wasser nicht selber erzeugt, müssen wir das Unsere dazu beitragen, den Wasserhaushalt aufrechtzuerhalten. Je nach dem, in welchem Klima Sie leben, sollten Sie mindestens bis zu 8 Gläser Wasser pro Tag trinken. **Hinweis:** Wenn Sie sich bereits durstig fühlen, ist das Wasser trinken eigentlich schon zu spät. Sie sollten Ihre Wassereinnahme so regulieren, dass es zum Durst erst gar nicht kommt. D. h. idealerweise trinken Sie regelmäßig über den Tag verteilt.

Testen Sie sich selbst: Nehmen Sie die Haut über dem Handgelenk mit Daumen und Zeigefinger der anderen Hand und ziehen Sie diese in die Höhe. „Schnappt" die Haut sofort zurück, dann sind Sie gut hydriert. Bleibt Ihre Haut für eine oder zwei Sekunden „stehen", dann sollten Sie mehr trinken.

An dieser Stelle mögen Sie sich vielleicht fragen, was das alles mit Abnehmen und dem Lassi trinken zu tun hat!

Lassi ist reich an Protein

Ein Glas Lassi enthält ca. 85 g Protein. Diese erhöhte Proteineinnahme führt zu einer erhöhten Wasseraufnahme. Wasser trinken gibt Ihnen ein Völlegefühl und daher essen Sie weniger.

Aber nicht nur das, Wasser hilft, Ihren Körper zu entschlacken was zur weiteren Gewichtsabnahme führt.

Verglichen mit Lassi, sättigen Smoothies für eine kürzere Zeit?

Um diese Frage zu beantworten, gibt es keine klare ja oder nein Antwort. Die Faustregel ist, geben wir unseren Körper, was er braucht, dann sind das Lebensmittel, die lange sättigend sind. Darunter fallen alle Lebensmittel mit einem niedrigen glykämischer Index (GI). Darunter versteht man jene Lebensmittel, die Ihre Energie langsam aufbauen und danach auch langsam ausklingen lassen. Damit wird Ihrem Körper ein ausgeglichenes Energie- und Sättigungsgefühl gegeben.

Süße Lebensmittel und hier im Besonderen raffinierter Zucker haben die entgegengesetzte Wirkung. Ihre Energie schnellt hinauf und fällt dann auch ganz schnell. Sie fühlen sich müde, unproduktive und wollen vielleicht sogar schlafen. Vor allem aber, selbst wenn Sie gerade eine Tafel Schokolade mit sagen wir 600 kcal gegessen haben, Sie werden kurz danach wieder hungrig sein. Vergleichen Sie hingegen 600 kcal in Form von Äpfel, dann könnten Sie 8 – 10 Äpfel konsumieren.

Sie vermeiden den Zuckerhit und geben Ihren Körper Kalorien, die er eigentlich zu seinen Gunsten verwenden kann. – Ich möchte damit aber nicht sagen, dass nur Äpfel essen eine ausgewogene Diät ist. Dies sollte nur als Beispiel dienen.

An diesem Beispiel sehen Sie, ob Ihr Smoothie kurz oder lange sättigend ist, kommt vor allem auf den Inhalt an. Machen Sie Ihr Smoothie zu Hause, dann haben Sie über den Inhalt volle Kontrolle. Kaufen Sie Ihr Smoothie, dann haben Sie diese Kontrolle nicht. Meistens sind die gekauften Smoothies voll mit Zucker, dass sie unserem Geschmackssinn und weniger unserer Gesundheit angepasst sind. In Reformhäusern, Bioläden und ähnlichen Niederlassungen, die sich mehr um den Gesundheitswert kümmern, erhalten Sie sicher gesunde, niedere GI Smoothies.

Lassi auf der anderen Seite, ist nach indischer Tradition nicht mit Zucker, sondern Gewürzen und Früchten zubereitet. Dadurch wird das Lassi auch geschmacklich viel abwechslungsreicher und unterstützt, dank des niedrigen Kaloriengehalt, Ihre Diät. Zum Vergleich, ein Glas Lassi, 200 ml, hat ungefähr 174 kcal. Ein Glas Smoothie ebenfalls 200 ml enthält ca. 300 kcal.

Ein erheblicher Unterschied.

Zusammenfassend, um Ihre Diät optimal zu unterstützen, eignet sich das gesunde Lassi im Vergleich zum Smoothie besser. Allerdings, ein Smoothie kann eine tolle Abwechslung bieten.

Kapitel 5: Lassi zubereiten – großartige Rezepte

Das indische Lassi sollte Teil der täglichen Ernährung sein. Neben der erfrischenden Eigenschaft, hilft es auch, das für Indien typisch scharfe Essen abzumildern und unterstützt dabei auch noch die Verdauung.

Auch in der westlichen Küche hat das Lassi bereits seinen Eingang gefunden. Nicht nur das Lassi entwickelte sich zu einem der beliebtesten Joghurtgetränke, mit dem Mango Lassi als dem bekanntesten, als auch eines der beliebtesten aller Lassis.

Lassis gibt es in verschieden Geschmacksrichtungen und mit verschiedenen Zutaten. Einige davon sind süß, andre eher würzig. Welche Art Sie verwenden, hängt zum Teil davon ab, was Sie mit dem Lassi erzielen wollen. Zucker sollte jedoch niemals Teil Ihres Lassis sein.

Da wir uns in diesem Buch mit gesundem Abnehmen beschäftigen, sollten Sie wissen, wie viele Kalorien Sie täglich brauchen. Das richtet sich nach Ihrem Alter, Größe, Geschlecht und täglichen Aktivitäten ab.

Um Ihnen das zu erleichtern, stelle ich Ihnen einen Kalorienkalkulator (http://www.calculator.net Startseite, oder http://www.calculator.net/calorie-calculator.html) zur Verfügung.

Alles was Sie tun müssen, ist diese Webseite zu besuchen, und die vorgegebenen Informationsfelder auszufüllen. Klicken Sie „berechnen" und schon wissen Sie, für wie viele Kalorien Sie Ihren täglichen Diätplan auslegen sollten. Dieser Kalkulator zeigt Ihnen außerdem, wie viele Kalorien Sie zu sich nehmen sollten, um ein bestimmtes Gewicht zu erreichen. Als Grundregel gilt, dass kein Erwachsener mehr als 1500 Kalorien zu sich nehmen sollte, wenn Sie die überflüssigen Kilos loswerden wollen.

Für welchen Lassi Geschmack Sie sich entscheiden, das **Grundrezept**, wie es von Indien überliefert wurde, bleibt immer dasselbe:

- ✓ Joghurt
- ✓ Wasser (die Menge richtet sich nach der gewünschten Konsistenz)
- ✓ Salz oder Roh-Zucker (kommt darauf an, ob es ein süßer oder pikanter Lassi sein soll). Den Zucker sollten Sie allerdings mit Früchten ersetzen.

✓ Eine Prise Kardamom.

Hinweis:

✓ In unseren Breitengraden wird Wasser oft mit Buttermilch oder Molke ersetzt.
✓ Sind Sie Veganer und wollen auf das Lassi nicht verzichten, dann können Sie Ihr Lassi mit Soja (Vanillegeschmack) zubereiten.

Im Folgenden möchte ich Ihnen einige eher ausgefallenen Lassi Rezepte aus der asiatisch–türkischen und der persischen Region vorstellen.

Hinweis: Lassi gibt es in allen asiatischen Gebieten und werden aus denselben Grundlebensmittel hergestellt, sind jedoch unter verschieden Namen bekannt:

✓ **Ayran** = in der Türkei und Nahen Osten
✓ **Dugh** = Persien

Meine Rezepte: Süße fruchtige Lassi Variationen

1. Erdbeer-Lassi

1. Variante

Zutaten:

200 g Naturjoghurt

125 g frische Erdbeeren

100 ml Milch

2-3 EL Roh-Zucker oder je nach Geschmack etwas Ahornsirup

Zubereitung:

Zuerst wird das Joghurt mit der Milch und dem Roh-Zucker gemischt.

Dann werden die Erdbeeren gewaschen, geputzt und püriert.

Anschließend kommen diese in die Joghurtmischung.

Selbstverständlich lassen sich alle Lassi-Varianten dem persönlichen Geschmack anpassen.

2. Avocado-Lassi süß-würzig

Zutaten:

1 Becher entrahmter Joghurt

1 Becher Schmand

2 Avocados

1 rote Paprikaschote

1 grüne Paprikaschote

1 Knoblauchzehe

1 kleine frische Chilischote

etwas Salz, etwas Pfeffer

1 Prise Roh-Zucker oder etwas Ahornsirup

½ Teelöffel Olivenöl

(erst abschmecken, nachdem Pürieren können Sie immer noch etwas hinzufügen)

2 cl Orangensaft

Zubereitung:

Beide Paprikaschoten gut waschen und in dünne Streife schneiden.

Anschließend mit etwas Olivenöl, Salz, Pfeffer und dem Rohr-Zucker in der Pfanne ein wenig andünsten. Wenn Sie Ahornsirup verwenden, bitte erst später hinzufügen und gut untermischen.

Die Knoblauchzehe und die Chilischote ebenfalls klein hacken. Nun die Avocado mit dem Löffel aushöhlen und das Fruchtfleisch im Mixer zerkleinern. Jetzt Joghurt, Schmand und Orangensaft dazugeben. Alles nochmals mit etwas Salz und Pfeffer abschmecken und zerhacktes Knoblauch und Chili zugeben.

Erneut alles im Mixer pürieren. Abschmecken und hier bei Bedarf etwas Ahornsirup hinzugeben und nochmals gut vermischen.

Vor dem Servieren die angedünstete Paprika in die Gläser hineinlegen und das Avocado-Lassi darüber geben.

Diese Variante schmeckt besonders würzig.

Das Rezept reicht für 4 Gläser.

3. Exotische Mischung: Kokos-Ingwer-Lassi

Zutaten:

500 ml Joghurt

500 ml Milch

ein kleines Stückchen frischer Ingwer (circa daumenspitzengroß)

50 ml Kokosmilch

Kokosraspeln

Roh-Zucker nach Bedarf, oder etwas Honig

Zubereitung:

Zuerst werden wieder der Joghurt, die Milch und die Kokosmilch kräftig gemischt.

Nun fügen Sie die Kokosraspeln dazu.

Der Ingwer wird geschält und gerieben.

Alles zusammen mit der Joghurtmischung in den Mixer geben und gut pürieren.

Schmeckt am besten gut gekühlt an heißen Sommertagen.

Die Menge reicht für 4 hohe Gläser Kokos-Ingwer-Lassi.

Mit etwas mehr Milch und weniger Joghurt wird es flüssiger.

Auch der Roh-Zucker kann nach Bedarf weggelassen oder nur mit etwas Honig ersetzt werden. Reicht für 3 – 4 Gläser.

4. Ingwer-Mango-Lassi

1. Variante

Zutaten:

200 ml kaltes Mineralwasser

600 g Joghurt

100-200 ml Grüntee

1 TL geriebene Bio-Zitrone

3 EL Zitronensaft

50 – 60 g frischer Ingwer

1 Prise Salz

20 – 30 g Roh-Zucker

1 reife Mango

etwas Zimt

2 Kardamom-Kapseln

Zubereitung:

Leichten Grüntee zubereiten, davon 100-200ml in einem kleinen Topf mit dem Roh-Zucker ganz kurz erhitzen, damit sich der Zucker komplett auflösen kann.

Den Ingwer schälen, ganz klein schneiden (je nach Geschmack) und zum Grüntee hinzufügen. Das Ganze so lange leicht weiterköcheln lassen, bis sich die Flüssigkeit um die Hälfte reduziert hat. Anschließend den Ingwer-Grüntee-Sud abkühlen lassen und im Kühlschrank kalt stellen.

Die Samen aus den Kardamom-Kapseln mahlen Sie im Mörser.

Bereiten Sie nun die reife Mango zu.

Von der Mango rechts und links vom Kern eine Art dicke Scheibe abschneiden. Man erhält dann drei Mango-Scheiben: die linke, die rechte und die in der Mitte. Diese kann man bis nicht ganz zur Schale kreuzweise einschneiden.

Wer nicht genau weiß, wie man Mangos schält, hier habe ich ein hilfreiches Video gefunden (Internetverbindung wird benötigt):

http://www.youtube.com/watch?v=et6oqBxvzV4&feature=kp

Ich stülpe, wie hier im Video gezeigt wird, das Innere nach außen. So ragen die beim Einschneiden entstandenen Mango-Würfel (sieht irgendwie nach einem "Igel" aus) nach außen.

Zum Schluss einfach absäbeln und weiterverarbeiten.

Oder Sie schälen die Mangos einfach mit einem Sparschäler und schneiden dünnere Scheiben bis zum Kern ab.

Anschließend in mundgerechte Stücke schneiden und den gekühlten Ingwer-Grüntee, das Joghurt und das Mineralwasser in einen Mixer geben und alles richtig schaumig mixen.

Zum Schluss verfeinern Sie das Getränk mit etwas Zimt, Salz, Kardamom und Zitronensaft.

Nun nochmals ganz kurz mixen, in Gläser füllen und mit der geriebenen Zitronenschale garnieren.

5. Granatapfel-Lassi

Zutaten:

300 g Naturjoghurt

130 ml kaltes Wasser

1 Granatapfel

1 – 2 EL Honig

Zubereitung:

So entkernen Sie den Granatapfel:

Es gibt verschiedene Möglichkeiten, einen Granatapfel zu öffnen.

Erste Variante: Sie schneiden mit einem Messer den Granatapfel am "Bauch" rundherum leicht ein. Drehen Sie etwas an den beiden Hälften, bis sich diese voneinander trennen. Anschließend über einer Schüssel mit einem Holzkochlöffel das Fruchtfleisch "herausklopfen". Dabei die Fruchtfleisch-Öffnung nach unten halten und mit einem Esslöffel oder Holzkochlöffel hinten draufklopfen, so fallen die Kerne in die Schüssel.

Zweite Variante: Sie schneiden das obere und untere Stück vom Granatpafel ab, ritzen anschließend mit dem Messer von oben nach unten einzelne Streifen ein und drücken mit den Daumen von oben den Granatapfel auseinander, Sie erhalten nun einzelne Spalten.

Hier ein Video-Link der es Ihnen vorzeigt - https://www.youtube.com/watch?v=NBs-nqpl3mM (Internet-Verbindung wird zum anzeigen benötigt).

Die herausgelösten Kerne vom Granatapfel pürieren Sie nun mit dem Wasser. Diese Masse streichen Sie durch ein Sieb, somit werden die harten Körner aufgefangen. Den erhaltenen Granatapfelsaft vermischen Sie nun mit dem Joghurt und dem Honig.

Bei Bedarf noch etwas Honig hinzufügen. Anschließend kurz durchmixen, entweder gekühlt oder mit Eiswürfeln servieren.

Kinder bevorzugen lieber eine eher süße Variante, wie die mit Mango, Erdbeeren oder Bananen.

Sollten also Kinder mittrinken, geben Sie noch einige Lieblingsfrüchte zum Granatapfel hinzu und mixen alles gut durch.

6. Limetten-Bananen-Lassi

Zutaten:

300 ml Wasser

300 g – 350 g Naturjoghurt

2 Bananen

2 EL Limettensaft

1 TL geriebene Bio-Zitronen-Schale

1 TL Honig oder Ahornsirup

1 Prise Kardamom

1 Prise Muskat

Zubereitung:

Geben Sie alle Zutaten in Ihren Mixer und pürieren so lange, bis Sie ein schaumiges Getränk erhalten haben.

Nun füllen Sie das Lassi in Gläser und servieren es mit einigen Eiswürfeln.

So schnell kann man ein erfrischendes gesundes Lassi zubereiten.

Dekorieren Sie das Lassi-Glas mit einer Bananenscheibe, die Sie bis zur Mitte einschneiden, oder bereiten Sie einen kleinen Fruchtspieß vor und legen ihn übers Glas.

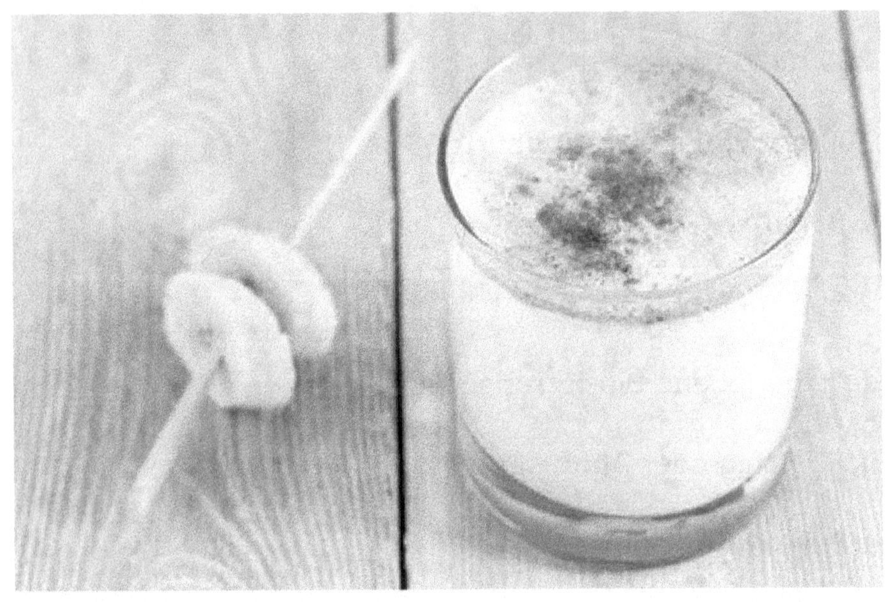

© Eva Gruendemann - Fotolia.com #35359385

7. Lassi mit Lychees

Zutaten:

200 ml—250 ml Mineralwasser

500 g Naturjoghurt

1 TL brauner Roh-Zucker

1 Dose Lychees mit Saft

Zubereitung:

Geben Sie die gekühlten Zutaten in einen Mixer und pürieren alles, bis es recht schaumig ist.

Anschließend das Lassi in Gläser füllen und mit Eiswürfeln servieren.

8. Schlankheits-Turbo-Lassi

Mein Top Favorit-Lassi: Macht fit und ersetzt eine komplette Mahlzeit.

Zutaten:

250 ml Milch (1,5%)

3 EL frisch gepressten Zitronensaft

etwas geriebene Bio-Zitronenschale

3 Prisen Zimt

200 – 250 g Joghurt

1 größere reife Banane

1 – 2 cm geschälter und geriebener Ingwer

2 TL Honig

Zubereitung:

Dies ist mein Favorit unter den vielen Lassi-Getränken. In meiner Fastenzeit (einen Tag in der Woche mindestens) ersetzt mir dieser Lassi eine komplette Mahlzeit.

Wichtig ist hierbei auch, dass man sich pappsatt fühlt und der Lassi obendrein noch richtig lecker schmeckt.

Entfernen Sie die Banane von der Schale, halbieren Sie sie und legen sich ca. 3 Scheiben beiseite.

Die restliche Banane mit dem Joghurt, der Milch, dem Zitronensaft und dem Ingwer im Mixer schaumig pürieren.

Wählen Sie die Menge an Ingwer je nach Geschmack; manche mögen es nicht so kräftig, dann nehmen Sie einfach etwas weniger.

Zum Schluss verfeinern Sie Ihr Lassi mit dem Zimt und dem Honig.

Alles nochmals gut untermischen und in Gläser mit einigen Eiswürfeln füllen. Die 3 Bananenscheiben bis zur Mitte einschneiden und auf den Glasrand als Deko aufstecken. Dieses Getränk ersetzt entweder Ihr Frühstück oder Ihr Abendessen.

Als Ersatz des Abendessens sollten sie jedoch auf Zimt verzichten, dieses belebt und eignet sich besser am Morgen.

9. Melonen-Lassi

Zutaten:

200 ml Wasser

200 g Naturjoghurt

200 g Wassermelone(Sie können auch die Honigmelone verwenden, je nach Geschmack)

etwas Ahornsirup oder Honig, je nach Geschmack

etwas zerstoßenes Eis

Zubereitung:

Das Fruchtfleisch der Wassermelone streifen Sie durch ein Sieb, damit alle Kerne aufgefangen werden. Die Kerne der Wassermelone können Sie aber, je nach Geschmack auch verwenden.

Das Naturjoghurt, die Milch und das Wassermelonen-Püree vermischen Sie entweder mit dem Schneebesen, mit den Kernen zusammen, alles im Mixer gut schaumig mixen.

Zum Schluss fügen Sie noch den Ahornsirup hinzu, gut umrühren, das zerstoßene Eis untermischen und in Gläser füllen. Sie können auch einige normale Eiswürfel hinzugeben. Dieses Lassi ist etwas dünnflüssig und eher wässrig; je nach Geschmack können Sie das Wasser entweder durch Milch ersetzen oder komplett weglassen.

An heißen Sommertagen schmeckt uns dieses Lassi besonders gut, sehr erfrischend und leicht süß.

10. Blaubeer-Lassi

Zutaten:

200 g Blaubeeren

400 ml Naturjoghurt

150 ml Milch

1/2 TL Roh-Zucker oder etwas Honig

Zubereitung:

Geben Sie die Milch, Joghurt und Zucker in einen Mixer und pürieren diese Zutaten kurz durch. Sie können aber auch mit einem Schneebesen diese Zutaten zu einem schaumigen Getränk aufschlagen.

Anschließend Blaubeeren waschen, abtrocknen und ebenfalls zugeben. Nochmals alles pürieren.

In Gläser füllen und mit einigen Blaubeeren garnieren.

Reicht für etwa 3 Gläser.

11. Rhabarber-Erdbeer-Lassi

Zutaten:

500 g Joghurt (1 % Fett)

150ml Wasser

1 Pckg. Vanillezucker

200 g Rhabarber

200 g Erdbeeren

4 TL Honig

4 Blätter Zitronenmelisse

Zubereitung:

In einen Topf geben Sie den gewaschenen und in kleinere Stücke geschnittenen Rhabarber zusammen mit 50 ml Wasser und den 4 TL Honig.

Den Rhabarber kurz aufkochen und für etwa 15 Minuten bei geringer Hitze weiterköcheln lassen.

Anschließend beiseite stellen und abkühlen lassen.

Legen Sie etwa 2 bis 3 Erdbeeren als Deko beiseite.

Die restlichen Erdbeeren waschen und in kleine Stücke schneiden. Geben Sie nun das Rhabarberkompott, das restliche Wasser, die Erdbeerstücke und das Joghurt in Ihren Mixer.

Diese Zutaten fein pürieren und abschließend mit dem Vanillezucker abschmecken. Die Erdbeeren als Deko waschen und in der Mitte so einschneiden, dass Sie diese an den Glasrand einklemmen können.

Das Lassi auf Gläser verteilen, mit der Zitronenmelisse und den Erdbeeren dekorieren.

12. Lassi mit Himbeeren

Zutaten:

250 ml Wasser

500 g Naturjoghurt (oder mit Himbeer-Geschmack)

5 EL Rohrzucker oder 2-3 EL Honig

350 g – 400 g Himbeeren

Was ist Rohrzucker?

Rohrzucker wird aus Zuckerrohr gewonnen, während normaler üblicher Zucker aus Rüben gewonnen und raffiniert wird. Rohrohrzucker ist leicht braun und hat einen typischen Karamellgeschmack. Wählen Sie je nach Geschmack und Vorliebe. An der Süße selbst lässt sich soweit kein Unterschied feststellen.

Zubereitung:

Geben Sie die gewaschenen Himbeeren in eine Schüssel(Sie können auch gefrorene verwenden) und bestreuen diese mit dem Zucker oder beträufeln mit dem Honig.

Anschließend mit dem Pürierstab gut pürieren.

Nun geben Sie das Joghurt und das Wasser hinzu und mixen alles nochmals kurz durch.

Sie können diese Zutaten auch mit dem Schneebesen gut vermischen. Wenn Sie keine Himbeerkerne im Lassi haben möchten, so streichen Sie die pürierte Himbeermasse einfach durch ein feines Sieb.

Nun vermischen Sie das Fruchtpüree mit den restlichen Zutaten.

Die Himbeerkerne sind allerdings sehr gesund.

Das Lassi trinkt sich jedoch ohne Kerne besser.

Auch für Gäste ist es vielleicht idealer, köstlicher und angenehmer, da man auf den Kernen doch recht lange herumkaut.

Sie können auch Himbeeren oder andere Beerenmix-Packungen aus dem Tiefkühlregal wählen.

Sollten Ihre Himbeeren doch eher säuerlich und wenig Süße haben, süßen Sie einfach mit etwas mehr Roh-Zucker oder auch Honig nach.

13. Lassi mit Johannisbeeren

Zutaten:

200 g frische Johannisbeeren oder aus dem Tiefkühlfach

500 g Naturjoghurt

200 ml Wasser oder Milch

4 – 5 EL Roh-Zucker oder Honig

Zubereitung:

Vermischen Sie das Naturjoghurt mit der Milch oder dem Wasser und rühren den Roh-Zucker oder Honig unter.

Nun mit einem Stabmixer alles schaumig durchmixen und anschließend die Johannisbeeren dazu geben.

Nochmals kurz durchmixen und eventuell noch etwas mit Honig oder Roh-Zucker abschmecken.

Zum Schluss in Gläser verteilen und eventuell noch einige Eiswürfel dazugeben.

14. Indischer Kokos-Lassi

Zutaten:

300 ml Kokosmilch

350 g Naturjoghurt

1 – 2 Prisen Korianderpulver

4 EL Ahornsirup

etwas frischer Ingwer (Menge nach Geschmack)

Zubereitung:

Schälen Sie den frischen Ingwer und drücken die gewünschte Menge durch die Knoblauchpresse.

Nun vermischen Sie den Ingwer mit der Kokosmilch, dem Joghurt, dem Ahornsirup und dem Korianderpulver.

All diese Zutaten mixen Sie mit Ihrem Stabmixer so lange, bis Sie ein schaumiges Getränk erhalten haben.

Sie können auch einige Eiswürfel im Mixer kurz mitmixen.

Achten Sie darauf, ob Ihr Mixer auch für Eiswürfel geeignet ist.

Wenn Sie nicht so begeistert vom Ingwer sind, lassen Sie ihn einfach weg oder ersetzen ihn durch 1 Messerspitze Kardamompulver oder Zimtpulver.

15. Jeruk Lassi

Indonesischer Orangen-Joghurt-Drink

Zutaten:

300 g Naturjoghurt

400 ml stilles oder mit Kohlensäure versetztes Mineralwasser

1 TL Rosenwasser

3 TL Rohrzucker

1 Orange

1 Vanilleschote

1 Prise Zimtpulver

1 Prise Kardamompulver

Zubereitung:

Schneiden Sie die Vanilleschote längs auf und kratzen das Mark mit einem Teelöffel aus.

Geben Sie nun das Wasser, den Joghurt, den frisch gepressten Saft der Orange, das Rosenwasser, das Zimt-

und Kardamom Pulver sowie das ausgekratzte Vanillemark in einen Mixer und mixen alle Zutaten so lange, bis Sie ein schaumiges Getränk erhalten haben.

Sie können auch das Fruchtfleisch der Orange mitpürieren.

Zum Schluss noch mit dem Rohrzucker oder etwas Ahornsirup versüßen.

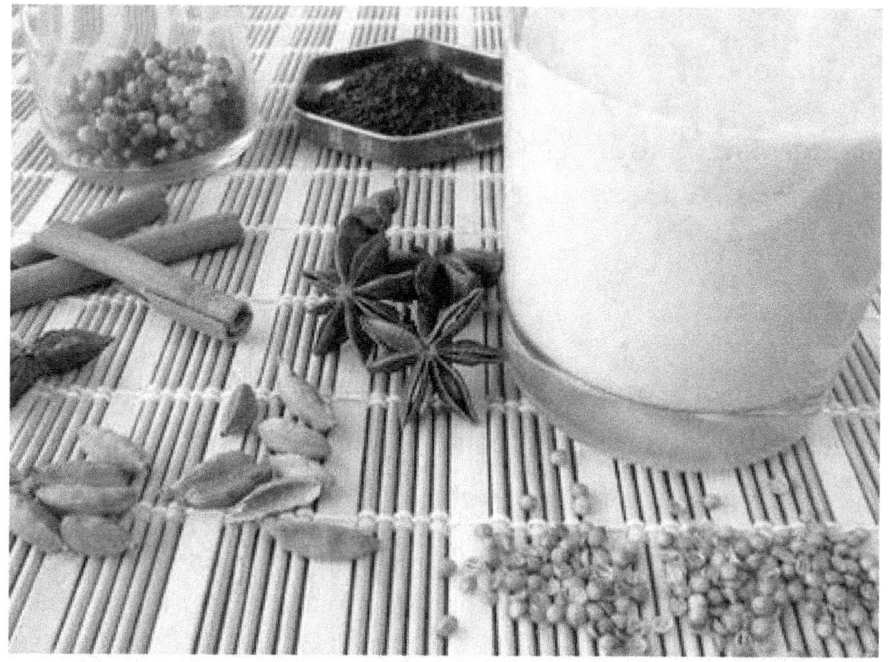

© Heike Rau - Fotolia.com #35592910

16. Guaven-Lassi

Zutaten:

300 g Naturjoghurt

100 ml gekühltes Wasser

2-3 EL Roh-Zucker

4 Guaven

Pfefferminz-Blätter zur Deko

7 – 8 Eiswürfel

Zubereitung:

Je nach Sorte der Guave ist das Fruchtfleisch entweder weiß, rosa oder gelb. Die Guave enthält sehr viele gesunde Wirkstoffe wie Retinol, das wichtig fürs Sehen, für das Wachstum der Haut und die Schleimhäute, außerdem für den Stoffwechsel und die Blutkörperchen ist.

Des Weiteren enthält die Guave viel Vitamin C, Pektin, Kalzium und Eisen.

Das Thiamin in der Guave ist für unser Nervensystem unentbehrlich.

Halbieren Sie nun die Guaven und legen eine Hälfte für die Dekoration später beiseite. Bis auf diese Hälfte schälen Sie die Guaven ähnlich wie einen Apfel. Mit einem Teelöffel entkernen Sie diese Frucht.

Das Fruchtfleisch der Guave schneiden Sie nun in kleinere Stücke und mixen dies mit dem Joghurt und dem Roh-Zucker zu einer feinen Masse.

Anschließend den restlichen Joghurt und das Wasser hinzufügen und nochmals kurz schaumig durchmixen.

Verteilen Sie nun das Lassi und je 2 Eiswürfel auf die Gläser. Die Guaven-Hälfte in vier Spalten schneiden und mit den Pfefferminz-Blättern dekorieren.

Dieses Lassi ist sehr zu empfehlen nach einem scharfen Hauptgericht.

17. Obst-Mix-Lassi

Zutaten:

300 g Naturjoghurt

100 ml Wasser

100 ml Milch

1 – 2 TL Honig oder Roh-Zucker

300 g Obst nach eigenem Geschmack(auch aus dem Tiefkühlfach)

etwas (1Prise)Zimtpulver

etwas (1Prise) Kardamom-Pulver

Zubereitung:

Hier wähle ich meistens Waldbeeren, zum Beispiel Heidelbeeren, zusammen mit einer Banane, Himbeeren mit Brombeeren oder Preiselbeeren mit etwas Birne. Sie können je nach Geschmack und Sorte wählen.

Ihrer Kreativität ist hier keine Grenze gesetzt.

Waschen Sie das frische Obst gründlich und je nach Sorte, schälen und schneiden Sie die Früchte in kleinere Stücke.

Nun mit dem Roh-Zucker bestreuen (die Himbeeren oder Erdbeeren) und kurz im Mixer pürieren. Anschließend bei Früchten mit Kernen diese pürierte Masse durch ein feines Sieb streichen. Diese Masse nun mit dem Joghurt, dem Wasser, der Milch und den Gewürzen mischen und nochmals kurz durchmixen, bis Sie ein schaumiges Getränk erhalten haben.

Zum Schluss in Gläser verteilen, eventuell an heißen Sommertagen mit einigen Eiswürfeln auffüllen und frischen Kräutern dekorieren.

18. Papaya-Lassi

Zutaten:

1 Papaya

100 ml kaltes Wasser

300 g Naturjoghurt

Saft von einer Limette

1 EL Roh-Zucker

1/2 Zitrone zum Garnieren

etwas Zimt

Zubereitung:

Halbieren Sie die Papaya, entfernen Sie die Kerne und lösen das Fruchtfleisch aus der Schale.

Anschließend schneiden Sie die Papaya in kleinere Stücke und beträufeln diese mit dem frisch gepressten Limetten-Saft.

Geben Sie nun diese Papaya-Stücke in Ihren Mixer und fügen den Roh-Zucker hinzu.

Mit dem Stabmixer oder Standmixer die Fruchtstücke gut pürieren und anschließend das gekühlte Wasser unter das Papaya-Püree unterrühren.

Nun geben Sie das Joghurt und das Zimtpulver dazu und verrühren alle Zutaten gut miteinander, oder Sie mixen nochmals ganz kurz durch.

Die halbe Zitrone in dünne Scheiben schneiden. Die Scheiben bis zur Mitte hin einschneiden und auf die Gläser stecken. Wenn das Lassi länger steht, kann es sein, dass sich das Wasser und der Joghurt zersetzen, dann einfach kurz mit dem Stabmixer durchmixen.

Auch bei längerem Stehen kann es passieren, dass das Lassi richtig dickflüssig wird und Sie es nicht mehr trinken können, sondern löffeln müssen.

19. Kräuter-Gurken-Lassi

1.Variante

Zutaten:

je ein Bund Petersilie, Dill und Rosmarin

Salz

Pfeffer

1 Prise Roh-Zucker

1 kleine Gurke

1 EL Olivenöl

1 Becher Naturjoghurt

Zubereitung:

Kräuter waschen, trocknen und zerkleinern.

Dann die Kräuter und das Olivenöl mit dem Pürierstab kurz mixen.

Kleingeschnittene Gurke zugeben und mit Joghurt auffüllen.

Wieder alles gut pürieren.

Nun noch mit Pfeffer, Roh-Zucker und Salz abschmecken.
An heißen Tagen am besten kühl genießen.

Reicht für 2 Gläser.

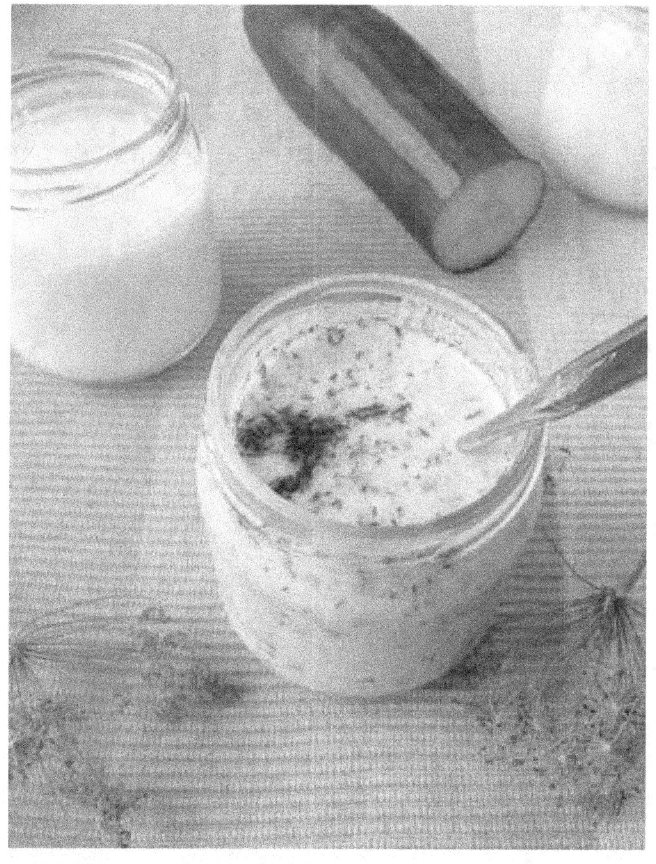

© Heike Rau - Fotolia.com   #32181319

20. Kerbel-Schnittlauch-Lassi

Zutaten:

450 g Naturjoghurt

100 ml Wasser

4 EL gehackte Kräuter (Kerbel, Petersilie, Schnittlauch und Dill zu gleichen Teilen)

1 TL Salz

1 TL gemahlener Kreuzkümmel

Zubereitung:

Alle Kräuter waschen, mit einem Geschirrtuch etwas trocken tupfen und zerkleinern.

Dann Joghurt mit Salz und Kreuzkümmel mischen, das Wasser hinzugeben und pürieren.

Nun die Kräuter dazugeben und nochmals pürieren.

Reicht für 2-3 Gläser.

21. Kräuter-Lassi-Variationen: Melisse-Dill-Lassi

Zutaten:

1 Bund Zitronenmelisse

6 Stängel frischer Dill

2 Bio-Orangen

4 TL Ahornsirup

500 g Naturjoghurt

400 ml Milch

Zubereitung:

Die frischen Kräuter gut waschen und trocken schütteln.

Alles sehr klein schneiden.

Bio-Orange auspressen.

Nun den Joghurt und die Milch mischen und dann den Orangensaft und die Kräuter dazugeben.

Alles im Mixer pürieren.

Zum Schluss mit Ahornsirup abschmecken und nochmals pürieren.

Reicht für etwa 4 Gläser.

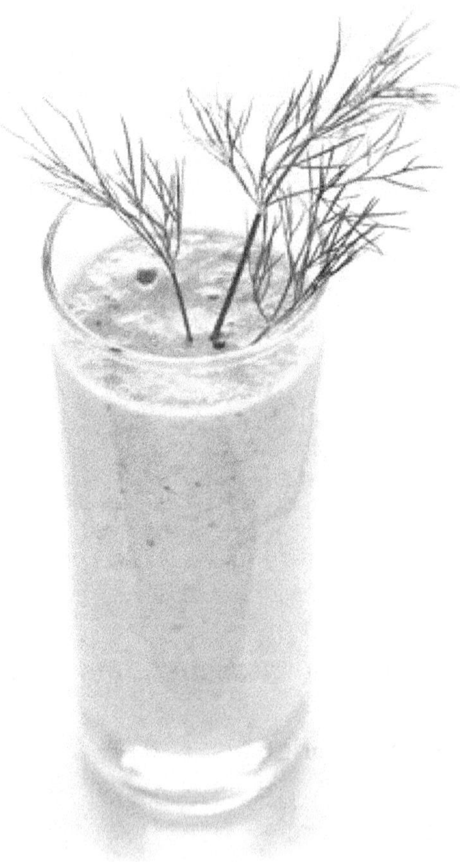

© Barbara Pheby - Fotolia.com   #42460078

22. Wildkräuter-Lassi

Zutaten:

je 1 Handvoll Löwenzahn, Gänseblümchen und junge Brennnesselblätter

400 g Joghurt

100 ml Wasser oder Milch

1/2 TL Salz

etwas Pfeffer

Gänseblümchenblüten zum Garnieren

Zubereitung:

Die Kräuter gründlich waschen (es könnten sich Insekten und andere Kleintiere darin befinden), abtrocknen und zerkleinern.

Den Joghurt mit Salz und Pfeffer abschmecken, nun die Kräuter und das Wasser dazugeben und alles zusammen im Mixer pürieren.

Anschließend in Gläser füllen und mit den Gänseblümchenblüten dekorieren. Reicht für 2-3 Gläser.

23. Orientalisches Gewürzlassi

Zutaten:

400 ml Joghurt

200 ml Milch

je 1/4 TL gemahlenen Kreuzkümmel, Kurkuma, Kardamom und Zimt

1 frische Feige

Zubereitung:

Den Joghurt mit den Gewürzen und der Milch entweder mit einem Schneebesen oder im Mixer mischen.

Das Fruchtfleisch aus der Feige entfernen und der Joghurtmischung zugeben. Nun alles noch einmal im Mixer pürieren, bis Sie ein schaumiges Getränk erhalten.

Vor dem Servieren noch mit ein paar Kardamomkrümeln bestreuen.

Reicht für 3 Gläser.

Salzige Lassi-Variationen:

24. Original Namkin

Viele dieser Rezepte habe ich von einer guten indischen Freundin erhalten –, vielen Dank dafür, liebe Suhina.

Dieses Lassi ist besonders in Nordindien sehr beliebt.

Zutaten:

500 g Naturjoghurt

250 ml Eiswasser

1/2 TL Kreuzkümmel

1 – 2 TL Zitronen- oder Limettensaft

1 Prise Salz (zum Abschmecken eventuell noch mit etwas Salz verfeinern)

1 – 2 Handvoll zerstoßene Eiswürfel

Zubereitung:

Geben Sie den Joghurt zusammen mit dem Eiswasser, dem Zitronensaft, dem Kreuzkümmel und der Prise Salz in eine Schüssel.

Mit einem Schneebesen so lange rühren, bis Sie ein schaumiges Getränk erhalten haben.

Zum Schluss das zerstoßene Eis hinzugeben und auf Gläser verteilen. Als Dekoration können Sie noch etwas Kreuzkümmel übers Getränk streuen.

Diese Lassi können Sie auch mit Ihrem Mixer zubereiten.

25. Gurken-Lassi

2. Variante

Zutaten:

300 g Joghurt

400 ml Wasser oder Milch

200 – 250 g Gurke

Salz nach Geschmack (verwenden Sie nur hochwertiges Himalaja-Salz)

etwas Zitronenmelisse zur Dekoration

1 EL frisch gepresster Zitronensaft

Zubereitung:

Waschen und schälen Sie die Gurken.

Sie können, sofern Sie die Gurken aus Ihrem Garten oder vom Bio-Geschäft gekauft haben, auch mit der Schale essen.

Einige Personen vertragen jedoch die Gurken-Schale nicht besonders.

Die geschälte Gurke in kleinere Stücke schneiden, in eine Schüssel geben und mit dem Zitronensaft beträufeln. Anschließend waschen und hacken Sie die Zitronenmelisse-Blätter klein und geben es mit dem Joghurt zu den Gurkenstücken.

Alles gut mit einem Schneebesen vermischen.

Zum Schluss noch das Wasser oder die Milch und etwas Salz hinzugeben. Nochmals gut umrühren und in Gläser füllen.

Als Dekoration noch einige Melissen-Blätter auf das Getränk verteilen.

Sie können diese Gurken-Lassi auch mit dem Mixer zubereiten.

26. Peperoni-Lassi

Zutaten:

650 ml kaltes Wasser

300 – 400 g Naturjoghurt

1/2 grüne Peperoni oder Chili

1 TL Kreuzkümmel

3 EL frischer Koriander

1 TL Salz

Zubereitung:

Waschen Sie die Peperoni, halbieren Sie sie und entfernen die Kerne. Anschließend schneiden Sie die Peperoni in kleinere Stücke und geben diese in den Mixer.

Zu den Peperoni-Stücken geben Sie nun das Wasser, den Joghurt, den Kreuzkümmel, etwas Salz (je nach Geschmack) und den Koriander hinzu. Für etwa 1 Minute gut durchmixen.

Wenn Sie keinen Mixer zur Hand haben, hacken Sie die Peperoni und den Koriander ganz fein.

Dann geben Sie alle Zutaten zusammen in eine Schüssel und schlagen mit dem Schneebesen so lange, bis das Getränk schaumig wird. Das fertige Lassi stellen Sie für etwa 40 – 60 Minuten in den Kühlschrank.

Sie können es aber auch bei Zimmertemperatur trinken.

Als Dekoration empfehle ich, eine halbe Peperoni in Doppel-Streifen zu schneiden, damit Sie diese auf den Glasrand stecken können. Der Streifen sollte in der Mitte nur bis zur Hälfte eingeschnitten werden.

27. Takram-Lassi

Verdauungsförderndes Lassi, zu empfehlen für Gäste nach dem Essen.

Zutaten:

250 ml gekühltes Wasser

500 ml Buttermilch

1 Prise Salz

1Prise schwarzer Pfeffer

3 EL frischer Koriander

1/2 TL gemahlener Kreuzkümmel

1/2 TL Ingwer-Pulver

Zubereitung:

In eine Schüssel geben Sie die Buttermilch mit dem gekühlten Wasser. Anschließend geben Sie das Ingwer-Pulver, den frischen Koriander und den gemahlenen Kreuzkümmel hinzu.

Mit einem Schneebesen etwas umrühren und abschmecken.

Nun verfeinern Sie Ihr Lassi noch mit etwas Salz und Pfeffer. Schlagen Sie mit dem Schneebesen so lange, bis Sie ein schaumiges Getränk erhalten haben. Auch kurz im Mixer können Sie das Lassi schaumig mixen.

Anschließend das Lassi auf die Gläser verteilen und mit einigen Minze-Blättern dekorieren.

28. Basilikum-Chili-Lassi

Zutaten:

2 Bund Basilikum

2 Bund Minze

300 g Joghurt

2 TL Zitronensaft

2 Prisen Salz

1 Chilischote – oder weniger- je nach Geschmack

500 ml Mineralwasser

Zubereitung:

Die Kräuter waschen und mit dem Geschirrtuch etwas trockentupfen.

Basilikum- und Minzblätter zerkleinern.

Joghurt, Zitronensaft und Wasser mixen und die zerhackten Kräuter zugeben. Erneut kurz im Mixer pürieren.

Chilischote nun längs halbieren und klein schneiden.

Chili nicht pürieren, sondern nur gewürfelt dem Lassi zufügen und sofort servieren.

Reicht für etwa 4 Gläser.

29. Radieschen-Lassi

Zutaten:

200 ml kaltes Wasser

500 g Naturjoghurt

8 Radieschen

1 EL frischer Meerrettich

1 TL Senf

2 EL Honig

etwas frische Kresse

1 Prise Kreuzkümmel

Salz nur nach Bedarf

Zubereitung:

Sie können beim Meerrettich auch welchen aus dem Glas verwenden.

Ansonsten waschen Sie die Radieschen und den Meerrettich und schneiden diese in kleinere Stücke.

In einer Schüssel vermischen Sie den Joghurt mit dem Honig, dem Kreuzkümmel und dem Senf.

Nun geben Sie die Radieschen und Meerrettich-Stücke in einen Mixer zusammen mit der Joghurt-Mischung und dem Wasser.

Alle Zutaten nun für etwa 1-2 Minuten im Mixer mixen, bis Sie ein schaumiges Getränk erhalten haben.

Das fertige Lassi in Gläser füllen und noch mit etwas Kresse bestreuen.

30. Tridosha-Lassi

Zutaten:

500 ml gekühltes Wasser

125 – 250 g Naturjoghurt (ganz nach Geschmack)

einige frische Koriander-Blätter zur Gläser-Dekoration (1EL gehackte Koriander-Blätter)

1/8 TL Salz

1/2 TL Kreuzkümmelsamen

1/2 TL Hanfsamen

1/2 TL Weizengras-Pulver

Zubereitung:

Geben Sie das Wasser, den Joghurt, etwas Salz und die Gewürze in einen Mixer, oder schlagen Sie die Zutaten mit dem Schneebesen zu einem schaumigen Getränk.

Anschließend in Gläser füllen, mit einigen Eiswürfeln bei Bedarf kühlen und mit den Koriander-Blättern dekorieren.

31. Lassi nach Art des Hauses

Zutaten:

500 ml Naturjoghurt

500 ml gekühltes Wasser

Kräuter je nach Saison, zum Beispiel Löwenzahn, Kresse, Bärlauch, Zitronenverbene, Kapuzinerkresse-Blätter, Schnittlauch, Petersilie, etwas Knoblauch, Kerbel, Liebstöckel und vieles mehr.

Sie sehen, die Auswahl ist groß.

Wählen Sie aus Ihren Lieblings-Kräutern, ich empfehle Ihnen etwa 6EL frische Kräuter.

Beim Knoblauch und anderen kräftigen Kräutern bitte vorsichtig messen. Eventuell später noch etwas abschmecken.

etwas frischer Ingwer (10 – 15 g)

1 Prise Salz (Wenn Sie Ihre Kräuter noch mit einer Banane oder anderem Obst kombinieren, dann würde ich statt Salz 1 TL Zucker hinzugeben.)

1 TL Kardamom

1 – 2 Prisen Safran

Zubereitung:

Waschen Sie die Kräuter oder auch 2 – 3 Kräuterkombinationen, trocknen Sie sie in der Salatschleuder oder tupfen die Pflanzen mit einem Geschirrtuch trocken und hacken sie anschließend grob.

Nun geben Sie diese Kräuter, den Joghurt, das Wasser und die Gewürze in einen Mixer und pürieren Sie das Lassi schön schaumig. Wenn Sie keinen Mixer zur Hand haben, reiben Sie den Ingwer einfach ganz fein und verrühren alle Zutaten mit dem Schneebesen.

Schlagen Sie das Lassi möglichst so lange, bis es ein schaumiges Getränk ist.

32. Kreuzkümmel-Minze-Lassi

Zutaten:

500 g Naturjoghurt

600 ml kaltes Wasser

1/2 TL Kreuzkümmel

1 Pampelmuse (Grapefruit) Rosé

1 Prise Salz

1 Prise Zimt

7 – 10 frische Zitronenmelisse-Blätter (alternativ auch Minze)

Zubereitung:

Waschen Sie die Melisse-Blätter und trocken tupfen Sie sie etwas.

Etwa 4 Melisse-Blätter zerstoßen Sie mit dem Kreuzkümmel und etwas Salz im Mörser.

Wenn Sie keinen Mörser haben, können Sie auch eine Getreidemühle oder eine elektrische Kaffeemühle zum Zerkleinern verwenden.

Schälen Sie nun die Pampelmuse und filetieren diese. Schneiden Sie dazu erst eine Scheibe an der Blüte und dann an der Seite vom Stängel ab.

Schneiden Sie die Schale mit einem genügend großen Messer von oben nach unten scheibenweise ab. So kann man das Weiße von der Grapefruit auch sehr gut entfernen.

Arbeiten Sie über einer Schüssel, um den Saft aufzufangen.

Mit dem Messer immer neben dem Häutchen einschneiden und die Filets herauslösen.

Nun geben Sie das Joghurt, die Pampelmuse-Filets und die restlichen Melisse-Blätter in einen Mixer und mixen diese Zutaten gut durch.

Zum Schluss noch das kalte Mineralwasser hinzugeben und nochmals ganz kurz durch pürieren.

Anschließend in Gläser füllen und mit der Mischung aus zerstoßenem Kreuzkümmel und Melisse Blätter sowie einer Prise Zimt bestreuen bzw. garnieren.

33. Chutney-Lassi

Zutaten:

100 ml Milch

100 ml stilles kaltes Wasser

650 g Joghurt (wählen Sie hier Ihren Lieblingsgeschmack)

1/4 Bund frischer Koriander

13 frische Minze-Blätter

1/2 Mango

1 Prise Salz

1 Prise Pfeffer

1 Messerspitze gemahlener Kreuzkümmel

1 grüne Chili

15 g frischer Ingwer

einige Eiswürfel

Zubereitung:

Die Mango einfach mit einem Sparschäler schälen, dünnere Scheiben bis zum Kern abschneiden und in mundgerechte Stücke schneiden. Einen Teil der Mango für die Dekoration inzwischen auf einen Teller geben.

Nun schneiden Sie den Ingwer in kleinere Stücke und pürieren ihn zusammen mit den Mango-Stücken, dem frischen Koriander, der Chili, den Minze-Blättern, dem gemahlenen Kreuzkümmel und etwas Salz und Pfeffer in einem Mixer gut durch.

Anschließend vermischen Sie dieses Püree mit dem Joghurt, dem Wasser und der Milch und geben noch einige Eiswürfel in den Mixer zu den Zutaten hinzu. Achten Sie darauf, ob Ihr Mixer auch Eiswürfel mixen kann.

Als Dekoration für die Gläser schneiden Sie die andere Hälfte der Mango in Scheiben und dekorieren damit die Gläser.

Am besten sofort servieren.

Lassi-Rezepte aus der Türkei

34. Das Rosen Lassi

Zutaten: (4 Portionen zu je 92 kcal)

3 Tassen Joghurt

1 Tassen Wasser

3 EL Rosenwasser

1 TL Ahornsirup

Essbare Blumen oder Blüten als Dekoration

Zubereitung:

Geben Sie das Wasser, den Joghurt, den Ahornsirup und das Rosenwasser in einen Mixer, oder schlagen Sie die Zutaten mit dem Schneebesen zu einem schaumigen Getränk.

Anschließend in Gläser füllen, mit einigen Eiswürfeln bei Bedarf kühlen und mit den essbaren Blüten oder Blumen je nach Geschmack dekorieren.

Beachten Sie bitte, welche Blumen, Blüten und Baumblätter auch essbar sind. Dazu finden Sie im Internet eine große Auswahl an Möglichkeiten.

Kühl servieren.

35. 1001 Nacht Ayran

Zutaten (für 2 Portionen)

120 g Magerjoghurt

420 ml Wasser

7 Prise (Berg)- Bohnenkraut

1/2 TL Salz

1 Limette

Zubereitung:

Joghurt und Bohnenkraut Gewürz in einer Schüssel vermischen, mit Wasser aufgießen, etwas Himalaya-Salz hinzufügen, für 3 – 5 Minuten ziehen lassen. Danach durchsieben und kalt servieren.

Als Dekoration für die Gläser schneiden Sie die Limette in Scheiben und dekorieren damit die Gläser.

36. Ayran mit Zitronensaft

Zutaten:

6 Teile Jogurt

3 Teile Wasser

1 Teil saure Sahne

10 Tropfen Zitronensaft

Etwas Salz

1 Bio-Zitrone

Zubereitung:

Die saure Sahne macht dieses Joghurtgetränk cremig, während die Zitrone für einen säuerlichen Geschmack sorgt.

Geben Sie das Wasser, den Joghurt, die Sahne und den frisch gepressten Zitronensaft in einen Mixer, oder schlagen Sie die Zutaten mit dem Schneebesen zu einem schaumigen Getränk.

Anschließend in Gläser füllen, mit einigen Eiswürfeln bei Bedarf kühlen und mit einigen Scheiben der Zitrone je nach Geschmack dekorieren.

Am besten sofort servieren.

37. Ayran süß mit Früchten

Für dieses Getränk eigenen sich Granatäpfel, Feigen, Erdbeeren, Kiwi oder Bananen

Zubereitung:

2 Teile Joghurt

1 Teil Wasser

1 Teil frische Früchte

etwas Salz

Bei Bedarf etwas Sauerrahm und Zitronensaft hinzufügen.

Einige Eiswürfel

1 Bio-Zitrone

Zubereitung:

Tipp: Jedes Lassi, das auf sich hält, hat eine kleine Schaumkrone.

Geben Sie das Wasser, den Joghurt, die Sahne, den frisch gepressten Zitronensaft und die Früchte in einen Mixer, oder schlagen Sie die Zutaten mit dem Schneebesen zu einem schaumigen Getränk.

Anschließend in Gläser füllen, mit einigen Eiswürfeln etwas kühlen und mit einigen Scheiben der Zitrone dekorieren.

Am besten sofort servieren.

38. Vegan Ayran

Zutaten (für 2 Portionen)

500 g Sojajoghurt

250 ml Wasser

1 Prise Salz

einige Eiswürfel

Zubereitung:

Geben Sie das Wasser, das Soja-Joghurt und eine Prise Salz in einen Mixer, oder schlagen Sie die Zutaten mit dem Schneebesen zu einem schaumigen Getränk.

Anschließend in Gläser füllen und mit einigen Eiswürfeln etwas kühlen und kalt servieren.

Die Kalorienanzahl in diesem Lassi ist sehr gering; daher eignet es sich gut als ein erfrischender Drink für Zwischendurch.

Wenn Sie wollen, können Sie für einen besonderen Geschmack noch Minzblätter hinzufügen oder als Dekoration verwenden.

39. Ayran als „Beilage" für Fleischgerichte

Zutaten (für 4 Personen, je 175 kcal)

600 g griechischer Joghurt (10 % Fett)

600 ml Wasser

1 Prise Salz

4 Zweige blühende Minze (ersatzweise Basilikum oder Melisse)

Zubereitung:

Geben Sie das Joghurt in eine Schüssel, rühren es mit dem Schneebesen cremig, nun mit dem Wasser aufgießen und mit etwas Salz abschmecken.

Schneiden Sie nun die Minze fein auf und rühren diese so lose unter das Joghurtgemisch.

Entweder für einige Zeit im Kühlschrank kühlen oder einige Eiswürfel ins Glas dazugeben und sofort servieren.

40. Lassi Rezepte von Persien (Afghanistan)

Zutaten (für 2 Personen)

1 Tasse Vollmilchjoghurt, gut geschlagen

1 Teelöffel frische gehackte Minze oder eine Prise getrocknete Minzflocken

1/2 Teelöffel Salz

1/4 Teelöffel frisch gemahlener schwarzer Pfeffer

1 1/2 Tassen Soda oder Quellwasser, gekühlt

1 Bio-Zitrone

Zubereitung:

Geben Sie das Wasser, den Joghurt, die frisch gehackte Minze, das Salz und den Pfeffer in einen Mixer, oder schlagen Sie die Zutaten mit dem Schneebesen zu einem schaumigen Getränk.

Anschließend in Gläser füllen, mit einigen Eiswürfeln etwas kühlen und mit einigen Scheiben der Zitrone dekorieren. Am besten sofort servieren.

41. Erfrischendes afghanisches Joghurtgetränk

Zutaten (für 4 Personen, je 137 kcal)

3,5 Tassen Vollmilchjoghurt

2 Tassen Wasser, bei Bedarf weitere 15 Eiswürfel hinzufügen

½ Gurke, gehackt (wenn möglich verwenden Sie persische Gurke)

10 - 12 Minzblätter, gehackt

¼ TL Salz

1 TL Hanfsamen

½ TL schwarzes Salz, nach Geschmack abschmecken

Zubereitung:

In eine Schüssel geben Sie den Joghurt und fügen das Wasser hinzu.

Die Gurke und die Minzblätter waschen, schälen und fein hacken.

Nun fügen Sie die Hanfsamen (aus dem Reformhaus) und das Salz hinzu.

Alle Zutaten mit einem Schneebesen gut vermischen, bis sie ein cremiges Getränk erhalten.

Bei Bedarf vor dem Servieren noch zusätzlich Eiswürfel hinzufügen.

42. Tumeric Lassi

2. Variante

Zutaten (für eine Person)

1 Tasse einfacher Kefir oder Naturjoghurt

1 gefrorene Banane

100ml Wasser

2 Teelöffel frischer Ingwer gerieben

Saft von ½ Bio-Zitrone

1 TL gemahlener Kurkuma

1 Teelöffel Honig oder Ahornsirup

Melissen Blätter als Dekoration

Zubereitung:

Geben Sie das Wasser, den Joghurt, die gefrorene Banane (ich habe immer gefrorene in Scheiben geschnittene Banane im Tiefkühlfach, sehr praktisch für Smoothie, Lassi oder andere Getränke), den frisch gepressten Zitronensaft, den geriebenen Ingwer und zum Schluss noch das Kurkuma und den Honig in einen Mixer und pürieren alle Zutaten zu einem schaumigen Getränk.

Anschließend in Gläser füllen und mit den Melisse-Blättern dekorieren.

Am besten sofort servieren.

43. Dough für heiße Tage

Zutaten:

1/2 Liter nicht ganz fettfreies Joghurt,

1/4 TL Salz

1/2 TL Pfefferminze, am besten frisch und ganz klein gehackt, wenn nicht anders möglich, können Sie auch einen Pfefferminz Teebeutel verwenden.

2 Kohlblätter

200ml Wasser/Mineralwasser

3-4 Tropfen Schwarzkümmelöl

Zubereitung:

Geben Sie das Wasser, den Joghurt, die gewaschenen und fein geschnittenen Kohlblätter, das Salz, den Teelöffel Pfefferminze und das Schwarzkümmelöl in einen Mixer und pürieren alle Zutaten zu einem schaumigen Getränk. Abschmecken und eventuell nach Bedarf noch etwas Schwarzkümmelöl und Salz hinzufügen.

Kurz nochmals durchmixen und in Gläser füllen.

Nun kalt mit Eiswürfel servieren.

Hinweis: Dieses Lassi kann vor dem Trinken noch mit Mineralwasser verdünnt werden. Ganz nach Belieben.

44. Shakti-Lassi

Zutaten: (2 Portionen, zu je 50 kcal)

200 g Naturjoghurt (1,5 % Fett)

300 ml kaltes Mineralwasser

Ca. 125 g frische Salatgurke

Ca. 8 – 10 Minzblätter

1 kleiner Bio-Zucchino

Salz und Pfeffer nach Geschmack

Zubereitung:

Waschen Sie die Gurken, den Zucchino und die Minzblätter. Entscheiden Sie selber, ob Sie die Schale der Gurke und vom Zucchino mit verwenden wollen, je nach Verträglichkeit. Das Gemüse und die Minzblätter fein aufschneiden und in einen Mixer oder in eine Schüssel geben. Nun fügen Sie den Joghurt hinzu, kurz mit dem Kochlöffel vermischen, dann nach Geschmack Salzen und Pfeffern und das Wasser hinzu fügen.

Alle Zutaten nun gut mischen oder mit dem Stabmixer pürieren, bis Sie ein schaumiges Getränk erhalten.

Anschließend in Gläser füllen und servieren, eventuell kurz im Kühlschrank kühlen oder Eiswürfel/Crushed Ice hinzugeben.

Hinweis:

-Pfeffer kann durch Curry ersetzt werden

-Wenn Sie Mineralwasser verwenden, dann wird das Lassi besonders schaumig.

Abschluss:

An heißen Sommertagen sind Lassis in der indischen Küche ein wichtiger Bestandteil, denn die Kuh wird als heilig verehrt.

Lassis gelten in der Ayurvedischen Philosophie als heilend und kräftigend. Je nach Geschmack und Gerichten wird entweder die würzige oder auch die süße Variante zubereitet.

Diese Erfrischung auf asiatisch ist nicht nur ideal an heißen Sommertagen, auch im Winter wird das Lassi täglich bei den Mahlzeiten integriert.

Lassen Sie dazu die Eiswürfel und das Crushed Ice einfach weg. Bereiten Sie Ihr Lassi mit Milch und Joghurt aus dem Kühlschrank zu. Beim Wasser wählen Sie Ihre Temperatur.

Die Lassi-Rezepte sind vollgepackt mit Energie und können Sie auf Hochtouren bringen.

Sie werden sehen, wie viel Freude und Spaß es Ihnen und Ihrer Familie bereiten wird.

Diese Rezepte können Sie dabei unterstützen, einen gesunden und vitaleren Körper zu haben und zu erhalten.

Versuchen Sie auch einmal, mit Tomaten, Peperoni, Knoblauch, Radieschen, Chili, Nüssen und anderen Zutaten zu kombinieren. Sie können auch vorbereiteten Tomatensaft, Karottensaft, Paprikasaft und andere frisch gepresste Frucht-/Gemüsesäfte oder Fruchtsirup verwenden.

Die Gemüse-Variationen sind bei manchen Gästen weniger beliebt, informieren Sie sich am besten rechtzeitig, welcher Geschmack bevorzugt wird. Experimentieren Sie einfach etwas.

Diese Rezepte-Sammlung in diesem Buch habe ich zum einen auch meinen Kindern zu verdanken. Deshalb sind größtenteils auch Rezepte mit verschiedenen Obstsorten beschrieben. Meine Kinder lieben diese Obst-Lassi-Rezepte, die Kombination mit dem Gemüse ist bei ihnen nicht so gut angekommen.

Aber die Geschmäcker sind eben ganz verschieden.

Ich hoffe, ich konnte Ihnen wenigstens einige Ideen für Ihr persönliches leckeres indisches Lassi-Rezept mit diesem Buch vermitteln.

Es gibt tausend Krankheiten, aber nur eine Gesundheit.

Ludwig Börne

In diesem Sinne wünsche ich Ihnen viele kreative Ideen, lassen Sie es sich gut gehen und achten Sie auf Ihre Gesundheit.

Bleiben Sie gesund in Körper, Geist und Seele.

Alles, alles Gute und viel Erfolg bei Ihrer persönlichen Abnehm-Challenge wünsche ich Ihnen von ganzem Herzen.

Freundliche Grüße

Barbara Costa

Impressum:

Herausgeber/Autorin: Barbara Costa

Boznerst.46

39011 Lana(BZ)

Italien

info.lebegesund@gmail.com

Copyright©2018 Barbara Costa

Alle Rechte vorbehalten.

Quellenhinweis:

Titelbild:

https://de.depositphotos.com/90499914/stock-photo-healthy-diet-woman-drinking-green.html -Datei-ID:90499914 -Urheberrecht:puhhha

https://de.depositphotos.com/77884062/stock-photo-strawberry-and-mango-lassi.html-Datei-ID:77884062-Urheberrecht:yingko

https://de.depositphotos.com/53020563/stock-photo-cucumber-lassi-with-dill.html-Datei-ID:53020563-Urheberrecht:HeikeRau

weitere Fotos:

Eva Gruendemann-Fotolia.com –Datei: 35359385

Heike Rau –Fotolia.com –Datei: 355592910

Heike Rau – Fotolia.com – Datei: 32181319

Barbara Pheby- Fotolia.com – Datei: 42460078